SONOMA-DIÄT 2025

110 Rezepte Die neue Methode zum Abnehmen und besser leben Eine Reise zur Gesundheit mit der Ernährung der Zukunft

KLARLOCK

HAFTUNGSAUSSCHLUSS

Ziel dieses Buches ist es, nützliches und informatives Material zu den in der Veröffentlichung behandelten Themen bereitzustellen. Der Verkauf erfolgt unter der Voraussetzung, dass der Autor und der Herausgeber keine persönlichen medizinischen, gesundheitlichen oder anderen professionellen Dienstleistungen im Zusammenhang mit dem Buch erbringen. Der Leser sollte seinen Arzt, Gesundheitsdienstleister oder eine andere kompetente Fachkraft konsultieren, bevor er die Vorschläge in diesem Buch übernimmt oder Schlussfolgerungen zieht. Der Autor und der Herausgeber lehnen ausdrücklich jegliche Verantwortung für jegliche Haftung, Verluste oder Risiken persönlicher oder sonstiger Art ab, die sich direkt oder indirekt aus der Nutzung und Anwendung der Inhalte dieses Buches ergeben.

NOTIZ

Alle Rezepte in diesem Buch sind für vier Personen konzipiert. Bei dieser Menge müssen die in den Rezepten angegebenen Zutaten berücksichtigt werden. Wenn Sie die Portion ändern müssen, empfiehlt es sich, die Dosierung der Zutaten proportional anzupassen. Es wird außerdem empfohlen, die Zubereitungs- und Kochanweisungen sorgfältig zu befolgen, um das beste Ergebnis zu erzielen. Wenn wir im Zusammenhang mit diesem Buch von „einer Tasse" als Maßeinheit für Zutaten sprechen, meinen wir die Verwendung einer handelsüblichen Küchentasse mit einem Fassungsvermögen von etwa 240 Millilitern. Um die richtigen Mengen an Zutaten zu erhalten, ist es wichtig, einen Messbecher zu verwenden. Wenn Sie keinen Messbecher haben, können Sie einen Messbecher mit Skala verwenden und dabei darauf achten, dass die angegebenen Proportionen korrekt eingehalten werden. Hier sind einige Beispiele: 1 Tasse Mehl 100 gr. 1 Tasse Reis 200 gr. 1 Tasse Quinoa 200 gr

REZEPTE ERSTEN GÄNGE

REZEPTE ZWEITEN GÄNGE

NEBENREZEPTE

EINFÜHRUNG IN DIE SONOMA-DIÄT

Die Sonoma-Diät ist eine Diät, die von der mediterranen Küche inspiriert ist und für die Förderung eines gesunden und ausgewogenen Lebensstils bekannt ist. Diese Diät hat ihren Namen von der Region Sonoma Valley in Kalifornien, die für ihre Weinberge und ihre Küche bekannt ist. Grundprinzipien der Sonoma-Diät 1. Fokus auf Vollwertkost: Die Diät konzentriert sich auf unverarbeitete Vollwertkost wie Obst, Gemüse, Vollkornprodukte, mageres Eiweiß und gesunde Fette. 2. Portionskontrolle: Die Sonoma-Diät legt nicht nur Wert auf das Zählen der Kalorien, sondern legt auch Wert auf die Portionskontrolle und fördert so die Idee einer achtsamen Ernährung. 3. In Sektoren unterteilter Teller: Der Teller ist in drei Hauptsektoren unterteilt: Die Hälfte des Tellers ist für Obst und Gemüse reserviert, ein Viertel für mageres Eiweiß und das letzte Viertel für Vollkornprodukte. 4. Wichtige Lebensmittel:

Einige Lebensmittel werden besonders berücksichtigt nützlich und werden gefördert, wie zum Beispiel Nüsse, Olivenöl, Tomaten, Beeren, Weintrauben, Spinat und Lachs. 5. Drei Phasen: Die Diät ist in drei Phasen unterteilt: Welle 1 (erste Welle): Dauer von 10 Tagen, mit dem Ziel, das Verlangen nach Zucker und raffinierten Kohlenhydraten zu beseitigen. Welle 2 (Zweite Welle): Hauptphase, in der Sie gesunde Essgewohnheiten entwickeln und weiter abnehmen. Welle 3 (Dritte Welle): Langfristige Erhaltungsphase zur Stabilisierung des erreichten Gewichts. Vorteile der Sonoma-Diät Nachhaltiger Gewichtsverlust: Mit einem Schwerpunkt auf Vollwertkost und kontrollierten Portionen fördert die Diät einen allmählichen, nachhaltigen Gewichtsverlust. Herz-Kreislauf-Gesundheit: Die Ernährung ist reich an gesunden Fetten und arm an gesättigten Fetten und wirkt sich positiv auf die Herzgesundheit aus. Reduziertes Risiko chronischer Krankheiten: Wichtige Lebensmittel, die in der Ernährung gefördert werden, verringern bekanntermaßen das Risiko chronischer Krankheiten wie Typ-2-Diabetes und einige Formen von Krebs. Beispiel für ein Frühstücksmenü: Griechischer Joghurt mit frischen Beeren und einem Löffel Chiasamen. Mittagessen: Gemischter Salat mit Spinat, Tomaten, Avocado, Walnüssen und gegrillter Hähnchenbrust, angerichtet mit Olivenöl und Balsamico-Essig. Abendessen: Gebackener Lachs mit einer Portion Quinoa und gegrilltem Gemüse. Snack: Frisches Obst, eine Handvoll Mandeln oder eine Portion Hummus mit Karotten und Sellerie. Abschließende Gedanken: Die Sonoma-Diät fördert einen gesunden, nachhaltigen Lebensstil und nicht eine schnelle Lösung zur Gewichtsabnahme. Sein Schwerpunkt auf frischen, vollwertigen Lebensmitteln, gepaart mit Portionskontrolle und einem achtsamen Umgang mit Lebensmitteln, macht es zu einer attraktiven Wahl für diejenigen, die ihre allgemeine Gesundheit und ihr Wohlbefinden verbessern möchten.

URSPRUNG DER SONOMA-DIÄT

Die Sonoma-Diät lässt sich von der mediterranen Küche und Lebensweise inspirieren, die für ihre gesundheitlichen und langlebigen Vorteile bekannt ist. Ursprünge der Sonoma-Diät 1. Die Sonoma-Region: Das in Kalifornien gelegene Sonoma Valley ist berühmt für seine Weinberge, seine Weinproduktion und seine Gourmetküche. Die Region wird oft mit Weinanbaugebieten im Mittelmeerraum verglichen, etwa der Toskana in Italien und der Provence in Frankreich. Diese Ähnlichkeit inspirierte sie dazu, eine Diät zu entwickeln, die die kulinarische Kultur und den entspannten Lebensstil von Sonoma widerspiegelte. 2. Mediterrane Küche: Die Ernährung basiert auf den Prinzipien der mediterranen Küche, die eine Fülle an frischem Obst und Gemüse, Vollkornprodukten, Hülsenfrüchten, Nüssen, Olivenöl und Fisch umfasst. Wissenschaftliche Studien haben gezeigt, dass die mediterrane Ernährung das Risiko von Herz-Kreislauf-Erkrankungen verringern, die Stoffwechselgesundheit verbessern und die Langlebigkeit fördern kann. 3. Einfluss blauer Zonen: Blaue Zonen" sind Regionen der Welt, in denen Menschen länger und gesünder leben. Diese Gebiete haben ähnliche Ernährung sgewohnheiten, darunter eine Ernährung mit einem hohen Anteil an unverarbeiteten Lebensmitteln, einem geringen Verzehr von rotem Fleisch und Milchprodukten sowie einem hohen Verzehr von Hülsenfrüchten und Fisch. Die Sonoma-Diät beinhaltet viele dieser Prinzipien, um ein langes, gesundes Leben zu fördern. Inspirierende Prinzipien 1. Vollständige, unverarbeitete Lebensmittel: Die Ernährung legt großen Wert auf frische, unverarbeitete Lebensmittel, ähnlich denen, die in der traditionellen Mittelmeer- und Blue-Zone-Diät verzehrt werden. 2. Essbewusstsein: Achtsames Essen und das Genießen jedes Bissens ist ein weiteres Grundprinzip der Sonoma-Diät. Dieser Ansatz fördert eine gesunde Beziehung zum Essen und hilft, übermäßiges Essen zu vermeiden. 3. Ausgewogenheit und Mäßigung: Die Sonoma-Diät ist nicht restriktiv; vielmehr fördert es Ausgeglichenheit und Mäßigung. Es gibt keine völlig verbotenen Lebensmittel, aber es ist wichtig, in Maßen zu essen und angemessene Portionen zu wählen. 4. Genuss des Essens: Einer der besonderen Aspekte der Sonoma-Diät ist die Betonung des Genusses des Essens. Die Diät ermutigt Sie dazu, Mahlzeiten zu genießen, frische und schmackhafte Zutaten zu verwenden und die Mahlzeiten als einen Moment des Vergnügens und der Geselligkeit zu betrachten. Fazit: Die Sonoma-Diät ist ein Ernährungsplan, der das Beste der mediterranen Küche mit dem entspannten Lebensstil des Sonoma Valley verbindet. Durch den Schwerpunkt auf Vollwertkost, Portionskontrolle und Ernährungsbewusstsein fördert die Diät optimale Gesundheit und allgemeines Wohlbefinden und ist somit eine attraktive Wahl für diejenigen, die ihren Ernährungsstil verbessern möchten.

WAS IST DIE SONOMA-DIÄT

Die Sonoma-Diät ist ein Diätprogramm, das von der mediterranen Küche und Kultur des kalifornischen Sonoma Valley inspiriert ist. Die Ernährung konzentriert sich auf frische, vollwertige und nahrhafte Lebensmittel und fördert einen gesunden und ausgewogenen Lebensstil. Hier sind die Grundprinzipien der Sonoma-Diät: Grundprinzipien 1. Fokus auf Vollwertkost: Die Diät basiert auf Obst, Gemüse, Vollkornprodukten, mageren Proteinen und gesunden Fetten und minimiert verarbeitete und raffinierte Lebensmittel. 2. Portionskontrolle: Anstatt Kalorien zu zählen, legt die Sonoma-Diät Wert auf Portionskontrolle. Der Teller ist in Abschnitte unterteilt: die Hälfte für Obst und Gemüse, ein Viertel für mageres Eiweiß und das letzte Viertel für Vollkornprodukte. 3. Wichtige Lebensmittel: Bestimmte Lebensmittel wie Nüsse, Olivenöl, Tomaten, Beeren, Weintrauben, Spinat und Lachs werden aufgrund ihrer ernährungsphysiologischen Vorteile besonders empfohlen. Struktur der Diät Die

Sonoma-Diät gliedert sich in drei Hauptphasen, genannt „Welle" (Wellen): 1. Welle 1 (Erste Welle): Diese Phase dauert 10 Tage und soll das Verlangen nach Zucker und raffinierten Kohlenhydraten beseitigen und so den Grundstein für eine gesunde Ernährung legen. 2. Welle 2 (Zweite Welle): Die Hauptphase der Diät, in der Sie weiterhin gesunde Essgewohnheiten entwickeln und nachhaltig abnehmen. In dieser Phase werden nach und nach bestimmte Lebensmittel wie Vollkornprodukte und weitere Obstsorten wieder eingeführt. 3. Welle 3 (Dritte Welle): Die langfristige Erhaltungsphase, die auf unbestimmte Zeit dauert. In dieser Phase folgen Sie weiterhin den Prinzipien der Diät mit größerer Flexibilität, halten das erreichte Gewicht und führen einen gesunden Lebensstil. Vorteile der Sonoma-Diät zur nachhaltigen Gewichtsabnahme: Dank der Betonung von Vollwertkost und Portionskontrolle fördert die Diät eine allmähliche, nachhaltige Gewichtsabnahme. Herz-Kreislauf-Gesundheit:

STRUKTUR UND PHASEN DER SONOMA-DIÄT

Die Sonoma-Diät gliedert sich in drei Hauptphasen, sogenannte „Wellen", die die Teilnehmer schrittweise zu gesünderen Essgewohnheiten und zur langfristigen Aufrechterhaltung des Körpergewichts führen. Hier ist eine detaillierte Beschreibung jeder Phase: Welle 1: Erste Welle Dauer: 10 Tage Ziel: Diese Phase soll das Verlangen nach Zucker und raffinierten Kohlenhydraten beseitigen und Ihnen dabei helfen, schlechte Essgewohnheiten aufzugeben und den Gewichtsverlust anzukurbeln. Merkmale: Eliminierung bestimmter Lebensmittel: Während Welle 1 sind raffinierter Zucker, raffiniertes Getreide, Süßigkeiten, Alkohol und stark verarbeitete Lebensmittel ausgeschlossen. Fokus auf gesunde Lebensmittel: Die Ernährung konzentriert sich auf mageres Eiweiß, nicht stärkehaltiges Gemüse, wenig Obst, gesunde Fette und fettarme Milchprodukte. Kontrollierte Portionen: Die

Portionen werden sorgfältig kontrolliert, um die Kalorienreduzierung zu fördern, ohne dass gezählt werden muss Kalorien. Beispielmenü: Frühstück: Rührei mit Spinat und Tomaten. Mittagessen: Hühnersalat mit gemischtem Gemüse und Olivenöl. Abendessen: Gegrilltes Fischfilet mit gedünstetem Brokkoli. Snack: Selleriestangen mit Hummus. Welle 2: Zweite Welle Dauer: Bis zum Erreichen Ihres Wunschgewichts Ziel: Die Hauptphase der Diät, in der Sie gesunde Essgewohnheiten entwickeln und weiterhin nachhaltig abnehmen. Merkmale: Wiedereinführung von Lebensmitteln: Einige Lebensmittel wie Vollkornprodukte, mehr Obstsorten und Rotwein in moderaten Mengen werden schrittweise wieder eingeführt. Ausgewogene Ernährung: Betont ein ausgewogenes Verhältnis von Proteinen, Kohlenhydraten und gesunden Fetten. Vielfalt und Mäßigung: Eine größere Auswahl an Speisen ist erlaubt, jedoch immer unter Berücksichtigung der Portionen und der Qualität der Speisen. Beispielmenü:

Frühstück: Griechischer Joghurt mit frischen Erdbeeren und Nüssen. Mittagessen: Truthahn-Wrap mit Salat, Tomaten, Avocado und einer Vollkorn-Tortilla. Abendessen: Hähnchenbrust Grillen mit Quinoa und geröstetem Gemüse. Snack: Apfel mit Mandelbutter. Welle 3: Dritte Welle Dauer: Unbegrenzt, zur langfristigen Erhaltung Ziel: Das erreichte Gewicht halten und weiterhin einen gesunden Lebensstil verfolgen. Merkmale: Nachhaltigkeit: Die Ernährung ist auf eine langfristige Nachhaltigkeit ausgelegt, ohne starre Einschränkungen. Flexibilität: Ermöglicht eine größere Flexibilität bei der Lebensmittelauswahl und fördert gleichzeitig gesunde Lebensmittel und moderate Portionen. Lebensstil: Fördert einen Lebensstilansatz anstelle einer vorübergehenden Diät, der die Prinzipien einer achtsamen Ernährung und regelmäßiger körperlicher Aktivität beinhaltet. Fazit: Die Wellenstruktur der Sonoma-Diät ermöglicht einen schrittweisen Ansatz zur Gewichtsabnahme und zur.

VORTEILE DER SONOMA-DIÄT

Die Sonoma-Diät bietet dank ihres ausgewogenen Ansatzes und der Konzentration auf frische, vollwertige Lebensmittel zahlreiche Vorteile für Gesundheit und Wohlbefinden. Hier sind einige der Hauptvorteile: 1. Allmählicher und nachhaltiger Gewichtsverlust: Die Sonoma-Diät fördert einen allmählichen Gewichtsverlust durch Portionskontrolle und den Verzicht auf raffinierte Lebensmittel und Zucker und vermeidet so die drastischen Kalorienbeschränkungen von Jojo-Diäten. Gewichtserhaltung: Die drei Phasen der Diät tragen dazu bei, langfristig gesunde Ernährungsgewohnheiten zu etablieren und so das erreichte Gewicht leichter zu halten. 2. Herz-Kreislauf-Gesundheit Gesunde Fette: Die Aufnahme gesunder Fette wie Olivenöl, Nüsse und Omega-3-reichem Fisch trägt dazu bei, das Risiko von Herz-Kreislauf-Erkrankungen zu verringern. Senkung des Cholesterinspiegels: Eine Ernährung mit viel Obst, Gemüse und Vollkornprodukten trägt dazu bei, den

Cholesterinspiegel niedrig zu halten Sie verbessern das schlechte Cholesterin (LDL) und verbessern den guten Cholesterinspiegel (HDL). 3. Blutzuckerkontrolle. Kohlenhydrate mit niedrigem glykämischen Index: Die Konzentration auf Vollkornprodukte und die Reduzierung von raffiniertem Zucker tragen zur Stabilisierung des Blutzuckerspiegels bei: Die Diät reduziert Blutzuckerschwankungen, die plötzliche Heißhungerattacken und übermäßigen Hunger verursachen. 4. Verbesserte Verdauung Reich an Ballaststoffen: Der hohe Anteil an Obst, Gemüse und Vollkornprodukten fördert eine gute Verdauung und beugt Problemen wie Verstopfung vor. Flüssigkeitszufuhr: Die Diät fördert eine ausreichende Wasseraufnahme, die für eine gesunde Verdauung wichtig ist. 5. Allgemeines Wohlbefinden Nährstoffreichtum: Die Vielfalt an frischen, vollwertigen Lebensmitteln bietet eine breite Palette an Vitaminen, Mineralien und Antioxidantien, die für eine optimale Funktion des Körpers unerlässlich sind. Erhöhte Energie: Eine ausgewogene Ernährung trägt zu einem stabileren und verbesserten Energieniveau bei und reduziert das Müdigkeitsgefühl. 6. Bewusste Ernährung für die psychische Gesundheit: Die Diät fördert einen achtsamen Umgang mit dem Essen und hilft Ihnen, eine gesunde Beziehung zum Essen aufzubauen und ernährungsbedingten Stress zu reduzieren. Genuss von Lebensmitteln: Indem Sie dazu ermutigt werden, Mahlzeiten zu genießen und Essen als Genuss zu betrachten, kann die Sonoma-Diät das emotionale Wohlbefinden und die Lebensqualität verbessern. 7. Reduzieren Sie das Risiko chronischer Krankheiten. Antioxidantien und Phytonährstoffe: Wichtige Lebensmittel in der Ernährung, wie Beeren, Tomaten und Blattgemüse, sind reich an Antioxidantien, die die Zellen vor Schäden schützen und das Risiko von Krebs und anderen chronischen Krankheiten verringern.

REZEPTE
ERSTEN GÄNGE

LINSEN-FLEISCHBÄLLCHEN

Ausführung: einfach

Zubereitungszeit: 15 Minuten

+10 Minuten Garzeit

+ 30 Minuten Ruhe im Kühlschrank

Niedriger Preis

Zutaten für 4 Personen:

500 g bereits gekochte Linsen

1 frisches Ei

1 Kartoffel

2 Scheiben Dosenbrot

2 Esslöffel geriebener Parmesan

Milch nach Geschmack, Semmelbrösel nach Geschmack

Petersilie nach Geschmack

Samenöl nach Geschmack, Salz und Pfeffer nach Geschmack

Vorbereitung

Die Kartoffel gut waschen und mit der Schale in kochendem Salzwasser kochen, bis sie weich wird. In der Zwischenzeit die Kruste von den Brotscheiben entfernen und die Krümel in der Milch einweichen lassen. Sobald die Kartoffel gekocht ist, schälen Sie sie, schneiden Sie sie in kleine Stücke und geben Sie sie in eine große Schüssel. Fügen Sie die bereits gekochten Linsen hinzu, verarbeiten Sie die beiden Zutaten mit den Zinken einer Gabel und fügen Sie, wenn Sie ein recht gleichmäßiges, aber homogenes Püree erhalten haben, das geschälte Ei und die zerstoßenen Semmelbrösel hinzu. Den Teig 23 Minuten lang mit den Händen kneten; Fügen Sie außerdem die gehackte Petersilie, 2 Esslöffel Semmelbrösel und den geriebenen Parmesan hinzu. Ich würze alles mit einer Prise Salz und so weiter

Eine Prise Pfeffer hinzufügen und weiterarbeiten, bis eine gleichmäßige Masse entsteht. Anschließend in 16 kleine Häufchen aufteilen und möglichst viele gleichgroße Fleischbällchen auffächern; Legen Sie sie auf ein mit Küchenpapier ausgelegtes Blech und lassen Sie sie 30 Minuten im Kühlschrank aushärten. Nach dieser Zeit kommt Tioral aus dem Kühlschrank und verteilt jedes einzelne Stück in Semmelbröseln, wobei er darauf achtet, dass es nicht offen bleibt. Geben Sie reichlich Samenöl in eine große Pfanne und sobald es heiß ist, aber noch nicht zu rauchen beginnt, geben Sie die Fleischbällchen hinein und braten Sie sie an, bis sie auf der gesamten Oberfläche eine schöne goldene Farbe angenommen haben. Lassen Sie sie dann mit einem Schaumlöffel abtropfen, damit das Öl abtropft, legen Sie sie auf ein Blatt saugfähiges Papier und tupfen Sie sie vorsichtig mit einem anderen Blatt trocken, um überschüssiges Fett zu entfernen. Endlich,

RÜBEN-HUMMUS

Ausführung: einfach

Benötigte Zeit: 10 Minuten

Niedriger Preis

Zutaten für 4 Personen:

300 g vorgekochte Rote Bete

300 g vorgekochte Kichererbsen

1 Zitrone

60 g Tahinisauce

1/2 Knoblauchzehe

1 Teelöffel Paprikapulver

1 knapper Teelöffel Kreuzkümmelpulver

6070 g Oliven- oder Sesamöl

rohe Karotten zum Verzieren nach Wunsch

Salz nach Geschmack

Vorbereitung

Lassen Sie die Kichererbsen aus dem Konservierungswasser abtropfen, spülen Sie sie ab und lassen Sie sie abtropfen; Die vorgekochte Rote Bete in Stücke schneiden. Geben Sie die beiden Zutaten in das Mixglas, fügen Sie den gefilterten Zitronensaft, 1/2 Knoblauchzehe in der Schale, Papaya- und Kreuzkümmelpulver und eine Prise Salz hinzu. Schalten Sie den Mixer ein und mixen Sie alles zwischendurch, fügen Sie nach und nach das Öl hinzu und verdünnen Sie die Mischung ggf. mit etwas Wasser, um sie weicher zu machen, bis Sie eine vollmundige und gleichmäßige Creme erhalten. Bereiten Sie es in einer Schüssel zu, dekorieren Sie es, wenn Sie möchten, mit frisch gehackter Mischung oder mit gerösteten Sesamkörnern oder rohen Karottenscheiben, wie ich es tue, um einen angenehmen Farbkontrast zu schaffen, und servieren Sie es auf dem Tisch.

KABELJAU-CARPACCIO

Ausführung: einfach

Benötigte Zeit: 10 Minuten

+ 4 Stunden Marinade

Niedriger Preis

Zutaten für 4 Personen:

Schon ein Kabeljaufilet

Trostlos und niedergeschlagen um 700 g

2 Knoblauchzehen

2 Zitronen

Pfefferkörner nach Geschmack

extra natives Olivenöl nach Geschmack

Salz und Pfeffer nach Geschmack

Vorbereitung

Das Kabeljaufilet waschen, sorgfältig mit Küchenpapier trocknen, die Haut entfernen und auf das Schneidebrett legen. Entfernen Sie alle im Fruchtfleisch verbliebenen Dornen, schneiden Sie sie mit Hilfe eines sehr scharfen Messers diagonal in dünne Scheiben (wie beim manuellen Schneiden von Rohschinken) und legen Sie sie dann in einer einzigen Schicht in eine große, flache Pfanne. Drücken Sie die Zitronen aus und gießen Sie den Saft in eine Schüssel. Fügen Sie eine Prise Salz, ein paar Körner zerstoßenen Pfeffers, die Zehen und geschälten Knoblauchstücke sowie 2 Gläser natives Olivenöl extra hinzu.

Alles mit den Zinken einer Gabel emulgieren und die Kabeljauscheiben mit der erhaltenen Marinade einreiben. Decken Sie die Auflaufform mit Frischhaltefolie ab, stellen Sie sie in den Kühlschrank und lassen Sie den zu kalten Kabeljau 45 Stunden lang marinieren, wobei Sie die Scheiben ein- oder zweimal umringen. Nach dieser Zeit das Kabeljau-Carpaccio abtropfen lassen, auf dem Servierteller anrichten, mit einem Schuss Öl, frisch gemahlenem Pfeffer und auf Wunsch mit Zitronensaft oder Balsamico-Essig würzen und zusammen mit einem Gemüsesalat auf dem Tisch servieren nach Geschmack oder mit einer Mischung aus Zitrusfrüchten und rohem Gemüse.

ZUCCHINBLÜTEN GEFÜLLT MIT REIS PANIERT UND FRITTIERT

Ausführung: einfach

Zeit: 15 Minuten

+20 Minuten Garzeit

Niedriger Preis

Zutaten für 4 Personen:

12 Zucchiniblüten (oder Kürbis)

100 Gramm Reis

150 g Zucchini, 1 Zwiebel

30 g geriebener Parmesan

1 großes Ei oder 2 kleine

Semmelbrösel nach Geschmack

extra natives Olivenöl nach Geschmack

Erdnussöl zum Braten nach Geschmack

Salz und Pfeffer nach Geschmack

Vorbereitung

Die Zucchini putzen, die Enden entfernen, abspülen, gut trocknen, in Julienne-Streifen schneiden und beiseite stellen. Die Zwiebel schälen, waschen, trocknen, hacken, in eine große Pfanne geben und kurz in nativem Olivenöl extra anbraten. Wenn die Mischung transparent ist, den Reis hinzufügen und unter Rühren mit einem Holzlöffel rösten. Die Zucchini dazugeben und bei schwacher Hitze ca. 2 Minuten garen. Gießen Sie dann nach und nach das heiße Wasser hinzu und warten Sie, bis es vom Reis aufgenommen wurde, bevor Sie den Rest hinzufügen. Bei schwacher Hitze 1015 Minuten kochen lassen und sobald der Reis al dente und getrocknet ist, die Pfanne vom Herd nehmen und hinzufügen

Den geriebenen Parmesan, Salz und Pfeffer
verrühren, alles fein vermischen und
abkühlen lassen. Entfernen Sie in der
Zwischenzeit den Bitterstempel, die
Seitentriebe und den Stängel der
Zucchiniblüte und achten Sie darauf, diese
nicht abzubrechen; Spülen und trocknen Sie
sie sehr sorgfältig. Dann weiten Sie sie auf,
füllen sie in der Mitte mit dem nun kalten
Reis, verschließen sie gut und tauchen Sie sie
zuerst in das verquirlte Ei und dann in die
Semmelbrösel. Braten Sie sie 34 Minuten
lang in reichlich kochendem Erdnussöl.
Sobald sie goldbraun sind, lassen Sie sie mit
einem Schaumlöffel abtropfen und tupfen
Sie sie vorsichtig mit Küchenpapier trocken,
um überschüssiges Fett zu entfernen.
Anschließend servieren Sie Ihre
appetitlichen und knackigen Zucchiniblüten
gefüllt mit Reis und frittiert, damit Sie sie
noch heiß verzehren können.

FRÜHLINGSROLLEN MIT KRABBENFLEISCH, GEMÜSE UND SOJA

Zutaten für 4 Personen:

12 große Nudelblätter

Gib ihm gefrorene Frühlingsrollen

300 Gramm Krabbenfleisch

in der Naturbox, 1 frisches Ei

80 Gramm Sojanudeln

1 Zwiebel, 1 Knoblauchzehe, 1 Karotte

250 Gramm Rotkohl

3 Esslöffel natives Olivenöl extra

50 Gramm Maisstärke

1 Esslöffel Sojasauce

Erdnussöl zum Braten nach Geschmack

Salz und Pfeffer nach Geschmack

Vorbereitung

Nehmen Sie die benötigten Blätterteigblätter aus dem Gefrierschrank und lassen Sie sie auftauen; Die Shiitake-Pilze 1 Stunde in auf 40°C warmem Wasser einweichen, damit sie weich werden, dann gut abtropfen lassen und in dünne Scheiben schneiden. Das Gemüse putzen, waschen und gut trocknen; Schneiden Sie die Karotte in Julienne-Streifen, schneiden Sie den Rotkohl in dünne Scheiben, entfernen Sie die Schale von der Zwiebel und dem Knoblauch und hacken Sie sie. Einen Topf mit etwas Wasser auf den Herd stellen und, wenn es zu kochen beginnt, den ganzen Strang Soja-Spaghetti hineingeben, ohne ihn zu zerstören, das Salz hinzufügen, den Herd ausschalten, den Deckel auflegen und das Ganze etwa 10 Minuten im kochenden Wasser stehen lassen 2 Minuten; Dann abtropfen lassen, unter kaltes Wasser legen und beiseite stellen. Erhitzen Sie 2 Esslöffel natives Olivenöl extra im Wok und fügen Sie die Krabben naturbelassen hinzu das Fruchtfleisch und die gehackte Zwiebel und den Knoblauch; Mit Salz und Pfeffer würzen und ca. 1 Minute kurz anbraten, bevor man den Herd ausschaltet. Geben Sie die Schüssel mit den gekochten Fadennudeln, das vorbereitete Gemüse, die Pilze, das restliche Öl und die Sojasauce hinzu und vermischen Sie alles gut. Öffnen Sie die Frühlingsrollenteigblätter auf der Arbeitsfläche, füllen Sie sie mit etwas Gemüse-Fadennudel-Mischung, verteilen Sie das Krabbenfleisch darauf, falten Sie zwei parallele Seiten und rollen Sie die Blätter entlang der gefalteten Seiten und schließen Sie sie mit dem Eiweiß . Bestreichen Sie die Oberfläche der erhaltenen Brötchen mit dem verquirlten Ei, tauchen Sie sie in die Maisstärke, schütteln Sie sie gut, um den Überschuss zu entfernen, und braten Sie sie in reichlich kochendem Kernöl an. Lassen Sie sie dann auf Küchenpapier abtropfen und schneiden Sie jede Rolle in 23 Stücke, bevor Sie sie heiß servieren

GERÄUCHERTER LACHS MIT SCHWEDISCHER DILL

Zutaten für 4 Personen:

400 Gramm Lachs

geräucherte Scheiben

1 Zweig frischer Dill

2 Gurken

4 Esslöffel Senf

2 Esslöffel Apfelessig

2 Teelöffel trockener Weißwein

8 Esslöffel natives Olivenöl extra

4 Scheiben Roggenbrot

Salz und Pfeffer nach Geschmack

Vorbereitung

**Räucherlachs mit schwedischer Dillsauce
Den frischen Dill waschen, sehr gut trocknen
und hacken, dabei 2 Stiele beiseite legen.
Bereiten Sie die Aneth-Sauce zu, wie sie in
den nordischen Ländern verwendet wird:
Das gehackte aromatische Kraut, Apfelessig
und trockenen Weißwein, Senf und natives
Olivenöl extra in einer Schüssel emulgieren
und dann mit Salz und Pfeffer würzen.
Spülen Sie die Gurke ab, trocknen Sie sie gut
ab, schneiden Sie sie in eher dünne Scheiben,
legen Sie sie in ein Sieb über der Spüle und
lassen Sie sie etwa 20 Minuten lang ruhen,
die Zeit, die zum Verteilen des
Gemüsewassers benötigt wird. Ordnen Sie
die Räucherfischscheiben auf 4 einzelnen
Tellern an und dekorieren Sie diese mit den
abgetropften Gurkenscheiben, den grob
gehackten Dandy-Stielen und dem in
Dreiecke geschnittenen Roggenbrot. Zum
Schluss wird Lachs mit schwedischer
Dillsauce gemischt und auf den Tisch
serviert.**

MEERESFRÜCHTE-PIZZAS MIT MUSCHELN UND TOMATEN

Schwierigkeit: mittel

Zubereitung: ca. 25 Minuten

Zutaten für 4 Personen:

800 Gramm Pizzabrotteig

1 Kilo Muscheln

3032 Esslöffel Tomatenpüree

1 Glas trockener Weißwein

6 Esslöffel natives Olivenöl extra

2 Lorbeerblätter

6 Zweige frischer Thymian

Salz nach Geschmack, Pfeffer nach Geschmack

Vorbereitung

Lassen Sie die Muscheln 23 Stunden lang in frischem Wasser mit einer Handvoll grobem Salz abtropfen

Kühlschrank; Anschließend abgießen, abspülen und in einen großen Topf geben. Fügen Sie 2 Esslöffel EVO-Öl, 4 Zweige Thymian (zuvor gewaschen und getrocknet), die Lorbeerblätter und eine Prise Pfeffer hinzu und lassen Sie alles bei starker Hitze öffnen. Während sich die Schalenventile zu öffnen beginnen, gießen Sie das Glas Weißwein darüber und lassen Sie den größten Teil des Alkoholgehalts verdunsten. Wenn sich die Muscheln geöffnet haben: Lassen Sie sie abtropfen, stellen Sie das Kochwasser beiseite und lassen Sie sie abkühlen. Nehmen Sie den fertigen Brotteig, legen Sie ihn auf das Schneidebrett und teilen Sie ihn in 18 Brote: Rollen Sie 16 davon mit Hilfe eines Nudelholzes auf der Arbeitsfläche aus, sodass jedes einzelne eine flache, ovale Form erhält. Legen Sie die erhaltenen Pizzen auf das mit Backpapier ausgelegte Backblech und rollen Sie dann die beiden restlichen Brote aus, schneiden Sie 32 Streifen ab und legen Sie sie an den Rändern der Pizzen an, sodass sie eine Wellenform erhalten.

Den Backofen auf maximale Temperatur vorheizen. Verteilen Sie 2 Esslöffel Tomatenpüree auf jeder Pizza, würzen Sie sie mit einer Prise Salz und einem (kleinen) Spritzer Olivenöl extra vergine. Wenn der Ofen heiß ist, legen Sie den Teller hinein, schließen Sie die Tür fest und backen Sie die Pizzen ca. 810 Minuten. Entfernen Sie in der Zwischenzeit die Schalen der Muscheln und lassen Sie einige davon ganz zum Verzieren übrig. Wenn die Pizzen fertig sind und aus dem Ofen kommen, verteilen Sie die Meeresfrüchte gleichmäßig auf der Oberfläche. Ca. 2 Esslöffel des Muschelkochwassers durch ein Sieb filtern, zum restlichen Öl und den restlichen gehackten frischen Thymianblättern geben, vorsichtig mit einem Holzlöffel vermischen und die entstandene Soße auf die Pizzen gießen. Die marinierten Pizzen mit Muscheln im vorgeheizten Backofen bei 220° etwa 1 Minute backen und

TORTILLAS MIT PAPAYA UND WÜRZIGEM SOMMERGEMÜSE: AUS DER KARIBIK

Ausführung: einfach

Zubereitung: 20 Minuten

+ 1/2 Stunde Ruhe

Zutaten für 6 Personen:

1/2 reife Papaya

2 feste, reife Tomaten

1/2 gelbe Paprika

1/2 grüner Pfeffer

1 weiße Zwiebel, 2 Limetten

2 Packungen fertige Tortillas

1 Pfeffer, Salz nach Geschmack b

3 Zweige frische Minze

Vorbereitung

Die Tomaten abspülen, die Haut kreuzförmig einschneiden, etwa dreißig Sekunden in kochendem Wasser blanchieren, kurz in kaltes Wasser tauchen, Haut, Kerne und Kerngehäuse entfernen; Dann in Würfel schneiden, mit Salz würzen und beiseite stellen. Die Zwiebel schälen, putzen, fein hacken, mit Salz würzen und mit dem ausgepressten und gefilterten Saft einer Limette beträufeln. Entfernen Sie die äußere Schale der Papaya, entfernen Sie die inneren Kerne und schneiden Sie sie in Würfel. Schneiden Sie die Paprika nach dem Reinigen ebenfalls in Würfel, entfernen Sie dabei das Kerngehäuse, die Kerne und die weiße Haut. Minze waschen, trocknen (mit Küchenpapier vorsichtig anfeuchten), in Stücke brechen

Heben Sie es mit den Händen an und hacken Sie die Chili sehr fein. Geben Sie alle Zutaten in eine große Schüssel, beträufeln Sie sie mit dem durch ein Sieb passierten Saft der anderen Limette, salzen Sie alles und vermischen Sie es vorsichtig mit einem Holzlöffel. Stellen Sie die Schüssel in den Kühlschrank, decken Sie sie mit Frischhaltefolie ab und lassen Sie die Mischung aus Papaya und würzigem Gemüse etwa 30 Minuten ruhen, bevor Sie sie zusammen mit den Tortillas auf einzelnen Tellern servieren.

SOMMER GEFÜLLTE PAPRIKA

Ausführung: einfach

Zubereitung: ca. 30 Minuten

Zutaten für 6 Personen:

6 frische, harte Paprika;

6 gesalzene Sardellen;

1 Esslöffel gesalzene Kapern;

1 Handvoll entkernte schwarze Oliven;

3 Eier;

34 nicht zu reife Tomaten;

23 Kartoffeln

extra natives Olivenöl nach Geschmack;

feines Salz und weißer Pfeffer nach Geschmack

Vorbereitung

von Mamas gefüllten Sommerpaprika. Die Tomaten waschen, trocknen und in Filets oder kleine Stücke schneiden. Kochen Sie die Kartoffeln in der Schale, entfernen Sie dann die Schale und schneiden Sie sie in Würfel. Kochen Sie die Eier in einem Topf mit kochendem Wasser, bis sie hart gekocht sind. Anschließend unter fließendes kaltes Wasser halten, die Schale entfernen und in Würfel schneiden. Die gesalzenen Sardellen putzen, in Filets schneiden, unter fließendem Wasser abschrecken und in kleine Stücke schneiden. Spülen Sie die Kapern unter fließendem kaltem Wasser ab, um das Salz zu entfernen, drücken Sie sie vorsichtig aus, trocknen Sie sie ab und legen Sie sie in einer kleinen Schüssel beiseite.

Waschen Sie die Paprikaschoten, trocknen Sie sie ab und stellen Sie sie zum Garen in den Ofen, bis die äußere Folie goldbraun ist (dieser Schritt dient dazu, die Schale leicht von den Paprikaschoten zu entfernen und ihnen das Aussehen von „Beuteln" zu verleihen). Entfernen Sie dann das Kerngehäuse und die darin enthaltenen Kerne , und die verbrannte Schale, sorgfältig waschen und trocknen, dabei auch die Innenseite mit Küchenpapier abtupfen, alle anderen Zutaten in eine große Schüssel geben, ein paar Esslöffel natives Olivenöl extra hinzufügen, salzen, mit weißem Pfeffer würzen, vorsichtig vermischen Mit einem Holzlöffel zerkleinern und 5 Minuten ruhen lassen, die Paprikaschoten mit der Mischung füllen, auf einen Servierteller legen, mit gehackter Petersilie garnieren und dieses leckere Sommergericht zimmerwarm oder leicht kalt servieren.

REZEPTE
ERSTEN GÄNGE

KALTE PASTA MIT THUNFISCH UND TOMATENCREME

Ausführung: einfach

Zeit: 10 Minuten +

20 Minuten Abkühlen

Niedriger Preis

Zutaten für 4 Personen:

360 g kurze Nudeln

250 g Thunfisch in Öl

23 Tomaten, 1/2 Zitrone

5 Esslöffel Mayonnaise

extra natives Olivenöl nach Geschmack

Salz und Pfeffer nach Geschmack

Vorbereitung

Gießen Sie reichlich kaltes Wasser in einen großen Topf, erhitzen Sie ihn und sobald es beginnt zum Kochen bringen, salzen, die Nudeln dazugeben, vermischen und 1 Minute kürzer als auf der Packung angegeben kochen lassen. Während die Nudeln kochen, waschen Sie die Tomaten, lassen Sie sie abtropfen, trocknen Sie sie ab, schneiden Sie sie zuerst in Scheiben und dann in Würfel, geben Sie sie in eine Schüssel, würzen Sie sie mit einem Schuss nativem Olivenöl extra, Salz, Pfeffer und ggf Sogar ein bisschen frischer oder getrockneter Knoblauch. Lassen Sie den Thunfisch gut abtropfen, geben Sie ihn in das Glas der Küchenmaschine, geben Sie die Mayonnaise und den gefilterten Saft einer halben Zitrone hinzu und verrühren Sie alles, bis eine glatte Creme entsteht. Wenn die Nudeln al dente gekocht sind, lassen Sie sie abtropfen, halten Sie sie schnell unter den Wasserstrahl, um das Kochen zu stoppen und schneller abkühlen zu lassen. Geben Sie sie in eine Salatschüssel mit etwas Öl, damit sie nicht kleben bleiben, mischen Sie sie und geben Sie sie hinzu Für etwa 20 Minuten in den Kühlschrank stellen.

PASTA MIT BOTTARGA MIT FRISCHE TOMATEN

Ausführung: einfach

Zeit: 5 Minuten + 10

Durchschnittskosten

Zutaten für 4 Personen:

350 g Penne

60 g Bottarga

450 g feste, reife Tomaten

1 Knoblauchzehe

3 Zweige frisches Basilikum

extra natives Olivenöl nach Geschmack

Chilischote nach Geschmack, Salz nach Geschmack

Vorbereitung

Etwas Penne mit Bottarga und frischen Tomaten. So blanchieren Sie Tomaten in kochendem Wasser, damit sie sich leicht schälen lassen. Gießen Sie reichlich Wasser in einen großen Topf, decken Sie ihn ab, erhitzen Sie ihn und tauchen Sie die Tomaten ein, wenn sie kocht, und blanchieren Sie sie 1 Minute lang . Lassen Sie sie dann abtropfen (ohne das heiße Wasser wegzuschütten), halten Sie sie unter fließendes Leitungswasser und entfernen Sie die Haut. Bringen Sie das gleiche Wasser, in dem Sie die Tomaten blanchiert haben, erneut zum Kochen und fügen Sie, wenn es wieder kocht, Salz hinzu und geben Sie die Nudeln hinzu. In der Zwischenzeit die Schale von der Knoblauchzehe entfernen, in eine Pfanne geben, einen Schuss natives Olivenöl extra und ein kleines Stück Chilischote ohne Kerne dazugeben und bei schwacher Hitze kurz anbraten, dabei gelegentlich mit einem Holzlöffel umrühren .

Die Tomaten halbieren, entkernen, in Stücke schneiden und, sobald der Knoblauch zu duften beginnt und eine leicht goldene Farbe annimmt, zusammen mit 1 Esslöffel grob gehackten Basilikumblättern in die Pfanne geben ca. 2 Minuten kochen lassen. Wenn die Penne al dente gekocht sind, lassen Sie sie abtropfen, gießen Sie sie in die Pfanne, fügen Sie die in dünne Flocken geschnittene (oder geriebene) Bottarga hinzu und braten Sie alles unter vorsichtigem Rühren und bei Bedarf mit etwas Kochwasser an. Entfernen Sie die Knoblauchzehe, bestreuen Sie sie mit dem restlichen gehackten Basilikum vom Herd, rühren Sie noch einmal um, um die Soße gut mit der Penne zu vermischen, legen Sie sie auf Teller und servieren Sie zum Schluss sofort Ihre köstlichen Nudeln mit Bottarga und frischen Tomaten.

LINGUINE MIT WALNUSSPESTO PINIENKERNE UND MINZE

Ausführung: sehr einfach

Zeit: 5 Minuten

+ 10 Minuten Garzeit

Kosten: niedrig

Zutaten für 4 Personen:

360 g Linguine

110 g geschälte Walnüsse

30 g geschälte und geschälte Pinienkerne

80 g geriebener Parmesan

4 Esslöffel natives Olivenöl extra

frische Minze nach Geschmack, Salz nach Geschmack

Vorbereitung

Schnelle Linguine mit Walnusspesto und Minz-Pinienkernen Stellen Sie zunächst

einen großen Topf mit reichlich Wasser auf den Herd. Während das Nudelkochwasser erhitzt wird, bereiten Sie das Walnuss-Pinienkern-Pesto auf folgende Weise zu: Waschen Sie die Minzblätter und trocknen Sie sie gut ab (lassen Sie einige davon ganz). Geben Sie sie zusammen mit den Walnusskernen, den Pinienkernen und dem geschälten und gehackten Knoblauch in das Mixglas. das Gerät bedienen; Fügen Sie nach und nach das Öl und zum Schluss den geriebenen Parmesan und eine Prise Salz hinzu. Die Soße ist fertig: Geben Sie sie in eine Schüssel und stellen Sie sie beiseite. Wenn das Wasser kocht, salzen und die Nudeln dazugeben. Einen Schuss Öl dazugeben, damit sie nicht kleben bleiben. Lassen Sie es bissfest abtropfen, fügen Sie die Soße hinzu und verdünnen Sie sie, wenn sie für Ihren Geschmack zu dick ist, mit etwas Nudelkochwasser.

CREME AUS ERBSEN FRÜHLINGSZWIEBELN

Ausführung: einfach

Zeit: 10 Minuten

+ 12 Minuten Garzeit

Niedriger Preis

Zutaten für 4 Personen:

4 Tassen frische geschälte Erbsen

2 frische Frühlingszwiebeln

1 Knoblauchzehe

1/2 Tasse frische Estragonblätter

3 EVO-Öl

1 1/2 Liter Gemüsebrühe

geröstete Pistazien nach Geschmack

Salz und Pfeffer nach Geschmack

Vorbereitung

Frühlingszwiebeln und Stiele in Scheiben schneiden. Die Wurzeln an der Basis und die Blätter entfernen, jedoch nicht die festen, grünlichen Stiele, die an den Zwiebeln befestigt sind. Waschen Sie sie unter fließendem Wasser, um eventuelle Schmutzreste zu entfernen, trocknen Sie sie und schneiden Sie sie zunächst der Länge nach in zwei Hälften und dann in Scheiben. Geben Sie das native Olivenöl extra in einen großen Topf bei schwacher Hitze und fügen Sie, sobald es zu schäumen beginnt, die Frühlingszwiebeln und die geschälte Knoblauchzehe hinzu. Mit dem Deckel abdecken und bei schwacher Hitze etwa zehn Minuten kochen lassen, dabei häufig umrühren, damit das Gemüse nicht braun wird oder, noch schlimmer, am Boden festklebt (bei Bedarf etwas kochendes Wasser hinzufügen). Sobald die Frühlingszwiebeln weich sind, 1 Liter kochendes Wasser angießen

Mit der Brühe aufgießen, die Hitze erhöhen und, sobald es erneut kocht, die geschälten Erbsen dazugeben, mit dem Estragon würzen, die Hitze reduzieren und 1012 Minuten weiterkochen. Wenn die Erbsen eine zarte Konsistenz angenommen haben, alles mit dem Stabmixer mixen, bis eine glatte Creme mit der gewünschten Konsistenz entsteht. Die Erbsen- und Frühlingszwiebelcreme mit Salz und Pfeffer würzen, kurz erhitzen und noch einige Minuten auf dem Herd lassen. Wenn sie zu flüssig ist und dicker werden soll, in einzelne Schüsseln füllen und mit gerösteten Croutons oder gerösteten Pistazien dekorieren und schließlich auf dem Tisch servieren.

LEICHTE SPINATCREME

Ausführung: einfach

Zeit: 10 Minuten

+15 Minuten Garzeit

Niedriger Preis

Zutaten für 4 Personen:

1 kg Spinat;

1 Knoblauchzehe

2 Teelöffel Granulat

Gemüsebrühwürfel + 2 zum Zubereiten

jede Gemüsebrühe

4 Esslöffel Kochsahne

extra natives Olivenöl nach Geschmack

Salz und Pfeffer nach Geschmack

Vorbereitung

Wenn Sie keinen bereits gewaschenen und geschnittenen Spinat in einem Beutel verwenden, reinigen Sie ihn, indem Sie den letzten Teil mit Hilfe eines scharfen Messers entfernen. Waschen Sie ihn gründlich mit kaltem Wasser, um Verunreinigungen und eventuell zwischen den Büscheln verbliebene Erde zu entfernen, und waschen Sie ihn mehrmals Falls benötigt . Sobald dies erledigt ist, legen Sie sie in ein Sieb und lassen Sie sie abtropfen. Entfernen Sie die Haut von der Knoblauchzehe, geben Sie sie in einen großen Topf, geben Sie einen Schuss EVO-Öl hinzu und erhitzen Sie es bei schwacher Hitze, um zu verhindern, dass der Knoblauch braun wird und dem Gericht einen starken Geschmack verleiht. Nach 23 Minuten den Knoblauch entfernen, den Spinat, das Walnussgranulat und 2 Gläser kochendes Wasser hinzufügen, den Deckel auflegen und etwa fünfzehn Minuten kochen lassen.

Schalten Sie dann den Herd aus, geben Sie den Spinat mit der Kochflüssigkeit in das Mixglas und beginnen Sie, ihn zwischendurch zu mixen. Geben Sie dann 4 Esslöffel Sahne hinzu und mixen Sie weiter, bis Sie eine glatte Suppe mit der gewünschten Konsistenz erhalten. Wenn Sie es flüssiger wünschen, fügen Sie heiße Gemüsebrühe hinzu, würzen Sie sie dann mit frisch gemahlenem Pfeffer und probieren Sie, ob die Brühe die Suppe schmackhaft genug gemacht hat wenn man es salzen muss. Teilen Sie die Spinatcreme in einzelne Tassen auf, beträufeln Sie jede Portion mit etwas rohem nativem Olivenöl extra und servieren Sie diesen leichten, aber leckeren ersten Gang heiß.

GARNELEN-, PILZ- UND SPARGELSUPPE NACH THAI-ART

Ausführung: einfach

Zeit: 15 Minuten

+ 15 Minuten Garzeit

Durchschnittskosten

Zutaten für 4 Personen:

12 Garnelen, 12 Spargel

4 Pilze

1 Knoblauchzehe

1 unbehandelte Zitrone

23 rote Chilischoten

die frische, nicht scharfe Sorte

40 g frischer Ingwer

1 Teelöffel Sojasauce

1 Würfel Gemüsebrühe

Vorbereitung

Etwas Garnelen-Spargel-Pilz-Suppe nach traditionellem thailändischen Rezept Zuerst müssen Sie die Garnelen wie folgt reinigen: Entfernen Sie ihren Panzer und lassen Sie den Schwanz daran hängen. das schwarze Darmfilet aus dem Rückenteil extrahieren und entfernen; Spülen Sie sie unter fließendem kaltem Wasser ab und lassen Sie sie dann abtropfen. Entfernen Sie die Ingwerschale, schneiden Sie sie in Scheiben und legen Sie sie beiseite. Reinigen Sie die Pilze, trocknen Sie sie mit einem weichen Tuch ab, um Staub und andere Verunreinigungen von ihrer Oberfläche zu entfernen, schneiden Sie sie in dünne Scheiben und

Beträufeln Sie sie mit einer kleinen Menge gefiltertem Zitronensaft. Stellen Sie einen Topf mit 1 Liter Wasser auf den Herd und geben Sie, sobald es kocht, den Gemüsebrühwürfel, eine Zitronenschale, den geschälten Knoblauch und den Ingwer hinzu. Wenn der Brühwürfel vollständig geschmolzen ist, gießen Sie die erhaltene Brühe durch ein Sieb, um sie zu filtern, lassen Sie ein paar Stücke Ingwer und, falls gewünscht, den Knoblauch übrig und geben Sie alles in einen großen Topf. Zum Kochen bringen und den zuvor gewaschenen und in Würfel geschnittenen Spargel sowie die in Streifen geschnittenen Pilze und Paprika hinzufügen. Warten Sie einige Minuten, fügen Sie dann die Garnelen hinzu und kochen Sie sie etwa 5 Minuten lang. Die Garnelen-Spargel-Pilz-Suppe mit der Sojasauce und dem restlichen Zitronensaft abschmecken, nach Belieben wie in Thailand oft mit einer Prise Chilipulver würzen und sofort servieren.

GERÖSTETE TOMATENCREME

Ausführung: einfach

Zeit: 10 Minuten

+ 30 Minuten Garzeit

Niedriger Preis

Zutaten für 4 Personen:

700 g feste, reife Tomaten

1 rote Chilischote (optional)

1 Zwiebel, 1 Knoblauchzehe

1 Esslöffel Balsamico-Essig

extra natives Olivenöl nach Geschmack

Oregano nach Geschmack

geriebener Parmesan nach Geschmack

Salz und Pfeffer nach Geschmack

Vorbereitung

etwas geröstete Tomatencreme Die Tomaten waschen, trocknen und in 2 oder 4 Stücke schneiden; Die Zwiebel schälen und in Spalten schneiden. Entfernen Sie den Stiel von der Paprika, schneiden Sie sie in zwei Hälften, entfernen Sie die Kerne und die inneren weißen Rippen und schneiden Sie sie in nicht zu dünne Schichten. Das Gemüse auf einem Backblech anordnen, ohne es zu überlappen, die geschälte Knoblauchzehe dazugeben, mit EVO-Öl, Salz und Pfeffer würzen, mit Oregano würzen, in den Ofen schieben und alles bei 200° etwa 30 Minuten garen. Geröstete Tomaten im Mixer. Sobald das Gemüse geröstet ist, geben Sie es in das Mixglas, fügen Sie den Balsamico-Essig hinzu und mixen Sie es zwischendurch.

Geben Sie nach und nach etwas kochendes Wasser in der für die gewünschte Konsistenz erforderlichen Menge hinzu, bis eine glatte Creme entsteht. Teilen Sie die geröstete Tomatencreme auf einzelne Schüsseln auf, geben Sie jeweils 1 Esslöffel Joghurt hinzu, wenn Sie sie kalt servieren, oder 1 Esslöffel geriebenen Parmesan, wenn Sie sie heiß oder warm servieren, würzen Sie sie mit einem Schuss Öl und bestreuen Sie sie mit mehr, wenn Sie Oregano mögen Bring es an den Tisch.

VEGETARISCHE UND DIÄTISCHE GEMÜTLICHE SUPPE

Zutaten für 4 Personen:

2 Stangen Sellerie

3 mittelgroße Kartoffeln

1 Zwiebel

1 Lauch

120 Gramm Kohl

2 Knoblauchzehen

1 Würfel Gemüsebrühe

1 Bund Basilikum

4 Scheiben selbstgebackenes Brot

extra natives Olivenöl nach Geschmack

Salz und Pfeffer nach Geschmack

Vorbereitung

schnelle vegetarische korsische Suppe, Gemüse schälen, entfernen: die Schale und die Enden der Karotten; Selleriefäden; der grüne Teil des Lauchs; die Schale von Kartoffeln, Zwiebeln und Knoblauch. Dann waschen, abtropfen lassen und in kleine Stücke schneiden, dabei 1 geschälte und eine ganze Knoblauchzehe beiseite legen. Den Kohl grob in kleine Stücke oder Streifen schneiden, unter fließendem Wasser abspülen und ebenfalls abtropfen lassen. 1 Liter Wasser erhitzen und den Gemüsebrühwürfel darin auflösen. Das gesamte Gemüse mit einem Spritzer EVO-Öl einige Minuten in einem Topf mit hohem Rand würzen, mit einem Holzlöffel vermischen und dann die kochende Brühe und eine Prise Salz hinzufügen.

Alles bei mittlerer Hitze kochen (bei Bedarf noch mehr Brühe hinzufügen) und in der Zwischenzeit die Brotscheiben rösten, mit Knoblauch einreiben und jeweils eine davon auf den Boden jeder Schüssel legen. Sobald das Gemüse gar ist, probieren Sie es ab und passen Sie Salz und Pfeffer nach Ihrem Geschmack an. Die Suppe in einzelne Schüsseln auf das Brot gießen, mit den gewaschenen, getrockneten und grob gehackten Basilikumblättern bestreuen, einen Spritzer natives Olivenöl extra hinzufügen und kochend heiß servieren.

FRANZÖSISCHE ZWIEBELSUPPE

Zutaten für 4 Personen:

4 große Zwiebeln (1 Kilo)

100 Gramm Greyerzer

50 Gramm Butter

40 Gramm Weißmehl

1 Liter Fleischbrühe

1 Lorbeerblatt

1 Glas trockener Weißwein

4 Scheiben selbstgebackenes Brot

Salz und Pfeffer nach Geschmack

Vorbereitung

Weiße Zwiebelsuppe gratiniert nach französischem Rezept. Bereiten Sie die Fleischbrühe zu Hause zu oder machen Sie es, wenn Sie weniger Zeit benötigen

Mit dem Brühwürfel wie folgt zubereiten: Einen Topf mit 1 Liter Wasser auf den Herd stellen; Fügen Sie das gewürfelte Fleisch hinzu, sobald es zu kochen beginnt; Reduzieren Sie die Hitze und kochen Sie weiter, bis sich der Konzentratwürfel vollständig aufgelöst hat. Für die Suppe sollten Zwiebeln in dünne Scheiben geschnitten werden. Die Zwiebeln putzen, waschen, trocknen, in dünne Scheiben schneiden, in einen Topf geben und bei schwacher Hitze etwa fünfzehn Minuten in der Butter anbraten, dabei häufig mit einem Holzlöffel umrühren und mit der Hälfte des Eiweißes benetzen Wein. So bräunen Sie die Zwiebeln für die Suppe an: Wenn die Zwiebeln „geschwitzt" haben und durchsichtig und leicht blond werden, ohne irgendwo eine dunkle Farbe angenommen zu haben, bestreuen Sie sie mit dem gesiebten Mehl, vermischen Sie es einige Minuten lang vorsichtig, damit es gut vermengt wird, und vermischen Sie es mit dem Mehl der restliche Wein. Etwas Brühe hinzufügen und etwa 30 bis 40 Minuten bei schwacher Hitze köcheln lassen, dabei nach und nach die restliche Brühe hinzufügen, um sicherzustellen, dass sie nicht zu stark eindickt, bevor die erhaltene Zwiebelcreme gesalzen und gepfeffert wird. In der Zwischenzeit den Ofen auf 200° vorheizen, das selbstgebackene Brot in 4 Scheiben schneiden, in den Ofen schieben und rösten, dabei darauf achten, dass es nicht anbrennt; Geben Sie den Gruyere-Käse auf die Seite mit den größeren Löchern und legen Sie ihn beiseite. Schneiden Sie jede Brotscheibe in zwei Teile und legen Sie eine davon auf den Boden von vier kleinen Backformen, gießen Sie sie über zwei Schöpflöffel weiße Zwiebelsuppe und bestreuen Sie sie mit dem geriebenen Brot Greyerzer Käse. Mit der restlichen Scheibe, mehr Brühe und mehr Käse eine gleichmäßige Schicht bilden und mit frisch gemahlenem Pfeffer würzen, bevor die Gerichte in den heißen Ofen geschoben und einige Minuten bei 200° gratiniert werden, bis der Käse vollständig geschmolzen ist und eine goldene Farbe angenommen hat . Servieren Sie die dampfende.

SPAGHETTI MIT RANCETTO

Ausführung: einfach

Zeit: 10 Minuten

+ 20 Minuten Garzeit

Niedriger Preis

Zutaten für 4 Personen:

400 g Spaghetti

1 200 g Scheibe Speck

40 g geriebener Pecorino

1 weiße Zwiebel

600 g geschälte Tomaten

1 Zweig Majoran

extra natives Olivenöl nach Geschmack

schwarzer Pfeffer nach Geschmack, Salz nach Geschmack

Vorbereitung

Zuerst den Speck in gleich große Stücke schneiden und die Zwiebel putzen, waschen, trocknen und fein hacken. Einen Spritzer natives Olivenöl extra in eine Pfanne geben, die Speckstücke dazugeben und bei schwacher Hitze 5 Minuten anbraten, dabei gelegentlich mit einem Holzlöffel umrühren. Stellen Sie in der Zwischenzeit einen Topf mit reichlich Wasser auf den Herd, um die Nudeln zu kochen. Wenn die Speckwürfel an der Oberfläche goldbraun sind, nehmen Sie sie aus der Pfanne und würzen Sie die gehackte Zwiebel mit dem dabei freigesetzten Fett bei mittlerer Hitze. Sobald die Zwiebel goldbraun ist, die gehackten Tomaten dazugeben, den Deckel auflegen und etwa zehn Minuten weiterbraten, bevor man die Pfanne vom Herd nimmt und den gehackten Majoran, Salz, und frisch gemahlener Pfeffer. Das Wasser in der Pfanne beginnt zu kochen, salzen Sie, geben Sie die Nudeln hinzu und kochen Sie, bis sie al dente sind. Dann abtropfen lassen, in die Pfanne mit der Soße gießen, den Speck hinzufügen und alles gut vermischen, bei Bedarf etwas Kochwasser hinzufügen. Dann den Herd ausschalten, großzügig mit dem geriebenen Pecorino bestreuen, nochmals vermischen, die Spaghetti mit dem Rancetto auf einzelne Teller verteilen, jeweils mit etwas rohem Öl beträufeln und kochend heiß servieren.

GURKEN-SPAGHETTI MIT TOMATEN BASILIKUM UND OLIVEN

Schwierigkeit: leicht, 35 Minuten

Zutaten

Für 4 Personen

1,5 kg Gurken

400 g Kirschtomaten

60 g entkernte schwarze Oliven

1 Esslöffel gehackter Schnittlauch

10 Basilikumblätter

1 Stück frische Chili

2 Esslöffel natives Olivenöl extra

2 Esslöffel Apfelessig

Salz, Pfeffer, Oregano

Vorbereitung

Schälen Sie die Gurken oder lassen Sie die Schale übrig, wenn sie nicht besonders dick ist, und schneiden Sie sie dann mit dem entsprechenden Werkzeug in Spaghetti. Wenn letztere nicht vorhanden sind, teilen Sie sie mit einem Kartoffelschäler zunächst in viele dünne Streifen und dann in Tagliatelle (in diesem Fall den wässrigsten Teil mit den Kernen wegwerfen). Die Gurken mit Essig und einer Prise Salz würzen, gut vermischen und mindestens 20 Minuten im Kühlschrank marinieren lassen. Die Kirschtomaten in kleine Stücke schneiden, dann das Basilikum und die Chilischote mit einem Messer hacken und die Menge je nach persönlichem Geschmack anpassen. Die Tomaten mit gehacktem Basilikum und Chili, Schnittlauch und gehackten Oliven, Salz, Pfeffer und Oregano würzen. Die Gurkenspaghetti (oder Tagliatelle) abgießen und leicht ausdrücken. In einer Salatschüssel,

TAGLIATELLE MIT BROCCOLETTI UND WALNÜSSCREME MIT POCHÈ EIEREN

Schwierigkeit: einfach

Zeit 5 Minuten +15 Minuten

Zutaten

Für 4 Personen

300 g trockene Eiernudeln

4 Eier

300 g Brokkoli

12 Walnusskerne

3 Esslöffel geriebener Parmesan

Halbe Zitronen

Natives Olivenöl extra

Salz und Pfeffer

Vorbereitung

Tauchen Sie die Röschen in einen großen Topf mit kochendem Salzwasser. Dann kochen Sie sie etwa 8 Minuten lang oder bis sie weich sind. Mit einem Schaumlöffel abgießen, das Wasser beiseite stellen und abkühlen lassen. Ein paar Röschen zur Dekoration beiseite legen und den Rest mit dem Saft und der Schale einer halben Zitrone, 23 EL Öl, Salz, Pfeffer, Walnüssen und Parmesan vermischen. Nach und nach so viel Wasser zugießen, bis die Konsistenz eines cremigen Pestos entsteht. Die Tagliatelle mit den Röschen in das kochende Wasser geben. Bereiten Sie gleichzeitig die pochierten Eier einzeln vor. Brechen Sie die erste Portion in eine kleine Schüssel und gießen Sie sie in einen Topf mit leicht gesalzenem kochendem Wasser, nachdem Sie in der Mitte einen kleinen Wirbel erzeugt haben. Kochen, bis das Eiweiß um das Eigelb herum fest geworden ist (ca. 2 Minuten), der weich bleibt. Lassen Sie es vorsichtig mit einem Schaumlöffel auf einen Teller abtropfen. Fahren Sie mit den restlichen Eiern fort. In einer Schüssel die Sahne mit etwas Nudelkochwasser auflösen. Dann die Tagliatelle abgießen und kräftig umrühren, um sie gleichmäßig zu würzen. Die Nudeln auf Teller verteilen und mit den beiseite gelegten Röschen dekorieren. Legen Sie ein Ei in die Mitte, nehmen Sie es vorsichtig mit einem Löffel heraus und würzen Sie es dann mit einer Prise Salz und Pfeffer. Mit einem Schuss Öl und einer Prise Parmesan verfeinern und servieren.

BUCHWEIZEN MIT GEMÜSE UND KASTANIEN MIT ROTKOHLCREME

Schwierigkeit: leicht 30 Minuten

Zutaten

Für 4 Personen

200 g Buchweizenkörner

500 g Rotkohl

400 g Brokkoli

300 g Kürbismark

12 Kastanien, 8 Walnüsse

2 Paprika, 2 Lorbeerblätter

1 Teelöffel Rosmarin

1 Chilischote, Salz

Natives Olivenöl extra

Vorbereitung

Die Kastanien schneiden und in reichlich Wasser mit dem Lorbeerblatt 2025 Minuten kochen. Anschließend schälen und in Stücke schneiden. Den Buchweizen in einem Topf mit dickem Boden 23 Minuten lang leicht rösten, dann einen halben Liter heißes Wasser hinzufügen und zum Kochen bringen. Salz hinzufügen und die Pfanne teilweise mit einem Deckel abdecken, dann 15 Minuten bei schwacher Hitze kochen lassen. Vom Herd nehmen und 510 Minuten ruhen lassen. Braten Sie die Paprika in 4 Esslöffeln sehr heißem Öl maximal 510 Sekunden lang an, bis sie knusprig sind, aber achten Sie darauf, dass sie nicht verbrennen. Lassen Sie sie aus dem Öl abtropfen und teilen Sie sie nach dem Erkalten in kleine Stücke. Den Kürbis in Würfel schneiden und mit Rosmarin, 2 EL Pfefferöl und etwas Salz würzen.

Auf einem mit Backpapier ausgelegten Backblech verteilen und bei 180°C 15 Minuten backen. Den Brokkoli in Röschen teilen und etwa 10 Minuten dünsten. Den Kohl grob hacken und mit dem restlichen Öl der Paprika, einer Prise Salz und der Chilischote würzen. In einem Topf 1520 Minuten kochen, dabei etwas Wasser hinzufügen. Mischen, bis eine Creme entsteht. Buchweizen mit Kastanien, Brokkoli, Kürbis, Paprika und gehackten Walnüssen mischen, in Form eines Donuts auf den Tellern anrichten und die Sahne in die Mitte geben.

MALTAGLIATI MIT LAUCH PILZEN UND HASELNÜSSSOBE

Schwierigkeit: einfach

Zeit 60 Minuten +35 Minuten

Zutaten

Für 4 Personen

400 g nachgemahlener Hartweizengrieß

400 g Lauch, 300 g gemischte Pilze

40 g Haselnüsse, 1 Knoblauchzehe

1 Handvoll Petersilie

1 getrocknete Chili, 25 g Butter

40 g geriebener Parmesan

Natives Olivenöl extra

Salz, Pfeffer, Paprika

Vorbereitung

Den Lauch schälen, 2 cm des weißesten Teils beiseite legen und den Rest in dünne Scheiben schneiden. 2 Esslöffel Öl in einer Pfanne erhitzen, den Lauch dazugeben und bei mittlerer Hitze 10 Minuten köcheln lassen. Anschließend mit 150 ml Wasser verrühren, bis eine glatte Creme entsteht. Mischen Sie einen halben Teelöffel Salz mit dem Grieß und legen Sie ihn zu einem Hügel auf ein Backbrett. Den gemischten Lauch in die Mitte geben und kräftig kneten, bis ein kompakter und elastischer Teig entsteht. Bei Bedarf noch mehr Wasser oder Grieß hinzufügen. Eine Kugel formen, abdecken und etwa eine Stunde ruhen lassen. Bereiten Sie das Dressing vor. Den Knoblauch und den beiseite gestellten Lauch fein hacken und in einer Pfanne mit 2 Esslöffeln Öl und der ganzen Chilischote leicht anbraten.

Nun die grob gehackten Haselnüsse und die gehackte Petersilie hinzufügen. Einige Minuten kochen lassen, dann die Chilis entfernen. Die geputzten und gewürfelten Champignons dazugeben. Bei starker Hitze 45 Minuten anbraten, dann mit dem Marsala vermischen. Fahren Sie 15 Minuten lang fort und fügen Sie gegen Ende Salz und Pfeffer hinzu. Den Teig auf einer mit etwas Grieß bestäubten Fläche zu ca. 2 mm dicken Platten ausrollen. Schneiden Sie mit der gezackten Rädchen ein paar Finger breite Lutschtabletten aus und legen Sie diese nach und nach in eine Pappschale oder in ein leicht mit Grieß bestäubtes Tuch. Die Maltagliati 2 Minuten in reichlich Salzwasser kochen, dabei häufig umrühren, damit sie nicht zusammenkleben. Lassen Sie sie abtropfen und lassen Sie sie ein paar Minuten in der Pfanne mit den Pilzen würzen. Fügen Sie dann die kalte Butter aus dem Kühlschrank und den Parmesan hinzu, um alles zu vermischen.

PISTAZIEN-GNOCCHI IN KÜRBISSAUCE

Zeit 10 Minuten

Schwierigkeit: Mittel

Zutaten

Für 6 Personen

1,3 kg Kartoffeln mit

weißem Fruchtfleisch

300 g Weichweizenmehl Typ 00

Muskatnuss

Salz, Öl

250 g Kürbis

150 g Pistazien

80 g Scamorza

1 Lauch, 1 Esslöffel Petersilie

0,5 Knoblauchzehen

Vorbereitung

Gehen Sie wie bei herkömmlichen Gnocchi vor und bereiten Sie den Teig vor. Sobald Sie fertig sind, vermengen Sie die Pistazienmischung und die fein gehackte Petersilie mit dem Knoblauch. Den Lauch schälen und fein schneiden, zusammen mit 4 Esslöffeln Öl 10 Minuten anbraten, den gewürfelten Kürbis dazugeben, salzen, abdecken und 1520 Minuten bei mittlerer bis niedriger Hitze weitergaren. Mischen Sie es und verdünnen Sie es mit ein paar Esslöffeln heißem Wasser, bis eine ziemlich flüssige Sauce entsteht. Die Gnocchi kochen, abtropfen lassen, auf Teller verteilen und mit der Soße und dem grob geriebenen Scamorza bedecken.

KASTANIEN-TAGLIOLINI MIT LAUCH IN ROTWEIN UND MANDELN

Schwierigkeit: Einfach

30 Minuten + 25 Minuten

Zutaten

Für 4 Personen

200 g Mehl

50 g Kastanienmehl

2 Eier, 4 Lauch

60 g Mandeln

1 Teelöffel gehackte Petersilie

1 Zweig Rosmarin

400 ml Rotwein

Extra natives Olivenöl, Pfeffer, Salz

Vorbereitung

Das Weißmehl mit dem Kastanienmehl vermischen, in eine Mulde geben und zusammen mit einer Prise Salz, gemahlenem Pfeffer, den Eiern und dem benötigten Wasser lange verkneten, bis ein glatter Teig entsteht. Abdecken und eine Stunde ruhen lassen. Die Rosmarinnadeln zusammen mit einem Drittel der Mandeln fein hacken und sofort mit 45 EL Öl vermischen. Den Lauch so dünn wie möglich schneiden, dann mit einer Prise Salz und Rosmarinöl würzen und in einer Pfanne mit Deckel 15 Minuten bei mittlerer Hitze anbraten. Nach dieser Zeit den Wein angießen, die Hitze erhöhen und auf ein Drittel der ursprünglichen Dosis reduzieren lassen.

Die restlichen Mandeln bei schwacher Hitze in einem Topf 5 Minuten rösten, dabei häufig umrühren. Abkühlen lassen und hacken. Den Teig ca. 4 mm hoch ausrollen und die Tagliolini ausstechen. Kochen Sie sie 23 Minuten lang in reichlich Salzwasser, lassen Sie sie abtropfen, solange sie nicht zu trocken sind, geben Sie sie mit dem Lauch in die Pfanne und braten Sie sie einige Sekunden lang bei starker Hitze an. Zum Schluss Petersilie und Mandeln dazugeben, vermischen und servieren.

EIER-TAGLIOLINI MIT LINSENRAGU UND STEINPILZEN

Schwierigkeit: Einfach

Zeit 10 Minuten + 20 Minuten

Zutaten

Für 4 Personen

250 g getrocknete Linsen, gekocht

220 g frische Nudelschneider

200 g Tomaten, püriert

2 Steinpilze

20 g getrocknete Steinpilze

4 Teelöffel geriebener Parmesan

1 Stange Sellerie

1 Karotte, 0,5 Zwiebeln

1 Zweig Rosmarin

Natives Olivenöl extra

Salz und Pfeffer

Vorbereitung

Die getrockneten Pilze in 130 ml heißem Wasser etwa zehn Minuten einweichen. Karotte, Sellerie und Zwiebel in kleine Würfel schneiden und zusammen mit dem Rosmarin in einer Pfanne mit 2 EL Öl anbraten. Nun die gut ausgedrückten eingeweichten Pilze dazugeben, das Einweichwasser filtern und etwa die Hälfte davon zum Pürieren des Gemüses verwenden. Die frischen Steinpilze putzen, in Scheiben schneiden und zum Gemüse in die Pfanne geben; 5 Minuten würzen lassen und dann mit dem Rest vermischen das Wasser aus dem Einweichen der getrockneten Pilze. Die Linsen und nach einer Weile das Tomatenpüree hinzufügen. Salz und Pfeffer hinzufügen und bei starker Hitze 15 Minuten lang weiterrühren, dabei gelegentlich umrühren. Die Tagliolini in reichlich leicht gesalzenem Wasser etwa 4 Minuten kochen. Lassen Sie sie abtropfen (behalten Sie bei Bedarf etwas Wasser auf, damit alles weicher wird), und würzen Sie sie dann mit der Linsensauce und einem Schuss Öl. Auf Teller verteilen und mit Parmesan garnieren.

BROTPIZZAS MIT LAUCH, BRIE UND HASELNÜSSE

Schwierigkeit: einfach

Zeit 20 Minuten +30 Minuten

Zutaten

Für 6 Personen

350 g altbackenes Brot

3 Lauch

200 g Brie

50 g geröstete Haselnüsse

6 Zweige Thymian

Natives Olivenöl extra

Salz und Pfeffer

Vorbereitung

Das Brot je nach Härtegrad mit den Händen oder einem Messer in eine Schüssel zerreißen. Separat 200 ml Wasser mit 50 ml Öl emulgieren, dann nach und nach in die Schüssel geben und das Brot kneten und zerkrümeln. Sobald die gesamte Emulsion eingearbeitet ist, noch ein paar Sekunden weiterarbeiten, dabei das Brot immer in Stücke brechen, bis die Mischung die Form eines groben Teigs angenommen hat. 10 Minuten ruhen lassen. Den Lauch in etwa einen Zentimeter dicke Scheiben schneiden und bei mittlerer Hitze in einer Pfanne mit 23 Esslöffeln Öl 10 Minuten köcheln lassen. Nach der Hälfte der Garzeit etwas Salz, Pfeffer und die Blätter von drei Thymianzweigen hinzufügen. Vom Herd nehmen und die Hälfte des Lauchs pürieren, den Rest beiseite stellen.

Eine 24 x 28 cm große Pfanne mit einem oder zwei Esslöffeln Öl bestreichen und die Mischung darin verteilen, dabei mit den Händen gut verdichten, ohne Lücken zu hinterlassen. Die Lauchcreme dazugeben und auch an den Rändern verteilen, dann den restlichen Lauch und ein paar Stücke Brie anrichten (den Rest zur Dekoration in Scheiben schneiden) und mit einem Schuss Öl verfeinern. Die Pizza bei 180°C etwa 15 Minuten backen. Nach dieser Zeit die gehackten Haselnüsse und die Blätter der restlichen Thymianzweige hinzufügen. Schieben Sie die Pfanne dann in den untersten Teil des Ofens, wo sie direkt anliegt: So wird sie knuspriger. Nach ca. 5 Minuten herausnehmen, mit den Briescheiben garnieren und heiß servieren.

SAFRAN TAGLIOLINI IN FRISCHE LAUCH-UND STEINPILZCREME

Schwierigkeit: mittel

Zeit 45 Minuten + 30 Minuten

Zutaten

Für 4 Personen

200 g 0 Mehl

100 g Hartweizengrieß

3 Eier, 400 g Steinpilze

120 g Kartoffeln mit weißem Fruchtfleisch

2 Lauch, 1 Knoblauchzehe

1 Zweig Rosmarin

1 Päckchen Safran, 100 ml Milch, Salz

Natives Olivenöl extra

Vorbereitung

Das Mehl mit dem Grieß und einer Prise Salz vermischen und dann auf dem Nudelbrett den klassischen Brunnen formen. Gießen Sie die bereits mit dem Safran verquirlten Eier in die Mitte und fügen Sie nach und nach das nötige Wasser hinzu, bis ein weicher Teig entsteht, den Sie bedecken und 30 Minuten ruhen lassen. Den Knoblauch zusammen mit den Rosmarinnadeln hacken. Anschließend die Steinpilze putzen und in feine Scheiben schneiden. In einer Pfanne den gehackten Knoblauch mit 23 EL Öl kurz anbraten und die Pilze dazugeben, salzen, dann mit dem Deckel abdecken und 10 Minuten bei mittlerer Hitze garen. Nach dieser Zeit die Pilze aus der Pfanne abtropfen lassen, den Boden mit etwas Öl stärken und den dünn geschnittenen Lauch bei mittlerer Hitze etwa zehn Minuten anbraten.

Die Kartoffeln schälen und würfeln, dann 5 Minuten in Salzwasser kochen, mit einem Schaumlöffel abtropfen lassen (das Wasser auffangen) und zusammen mit einem Drittel der sautierten Pilze direkt in den gebratenen Lauch geben. Weitere 5 Minuten weiterrühren und alles mit der nötigen Milch verrühren, bis eine cremige Soße entsteht. Überprüfen Sie abschließend das Salz. Den Teig 34 mm dick ausrollen und anschließend die Tagliolini ausstechen. Kochen Sie sie in kochendem Kartoffelwasser, lassen Sie sie nicht zu trocken in einer Schüssel abtropfen und würzen Sie sie sofort mit einem Schuss Öl. Die Nudeln auf den Tellern verteilen, die Soße in die Mitte geben und die restlichen sautierten Pilze darauflegen, eventuell mit Safranstempeln dekorieren.

ROSA RICOTTA-ROTE-BETE-GNOCCHI MIT SALBEI

Schwierigkeit: Einfach

Zeit 25 Minuten + 10 Minuten

Für 4 Personen

Zutaten

125 g Weißmehl

80 g Semmelbrösel

2 Eier, 350 g Ricotta

2 Esslöffel geriebener Parmesan

60 g Rote Bete, gekocht

20 Salbeiblätter

1 Esslöffel Mohn

Natives Olivenöl extra

Salz und Pfeffer

Vorbereitung

Die Eier mit etwas Salz und Pfeffer, den Semmelbröseln und der pürierten und pürierten Roten Bete verquirlen; Den Ricotta hinzufügen und nach dem Kneten das Mehl und den Parmesan dazugeben, bis ein weicher, trockener Teig entsteht (falls er noch zu weich ist, mehr Mehl hinzufügen). Nehmen Sie mit bemehlten Händen einen Teig nach dem anderen, schneiden Sie ihn in kleine runde Knödel und legen Sie ihn auf ein bemehltes Tablett. Mohn in einer Pfanne 23 Minuten rösten, beiseite stellen und in derselben Pfanne 23 Minuten bei schwacher Hitze 45 Esslöffel Öl mit den Salbeiblättern erhitzen. Die Gnocchi in reichlich Salzwasser etwa 5 Minuten kochen, abtropfen lassen Mit einem Schaumlöffel direkt in die Pfanne mit dem Öl geben und kurz abschmecken, mit dem Mohn verfeinern.

GERSTEN-BORLOTTI-BOHNENSALAT IN JOGHURTSOSSE

Schwierigkeit: einfach

Zeit 20 Minuten + 30 Minuten

Zutaten für 4 Personen

250 g Graupen

200 g gekochte Borlottibohnen

150 g Kirschtomaten, 10 Cashewnüsse

4 Walnüsse, 20 g Pinienkerne

1 Bund Petersilie

Salz, Für die Soße

125 g fettarmer Joghurt

10 Stängel Schnittlauch

Natives Olivenöl extra

süßer Paprika, Salz

Vorbereitung

Spülen Sie die Gerste unter fließendem Wasser gut ab und kochen Sie sie anschließend in reichlich leicht gesalzenem Wasser etwa 30 Minuten lang. Sobald es fertig ist, lassen Sie es abtropfen und verteilen Sie es zum Abkühlen auf einem Tablett. Die Kirschtomaten in 4 Spalten schneiden; Anschließend die Pinienkerne in einer fettfreien Pfanne 34 Minuten bei schwacher Hitze rösten. Zum Schluss die Walnüsse und Cashewnüsse grob hacken. Jetzt ist es an der Zeit, die Soße zuzubereiten, indem Sie den Joghurt mit dem gehackten Schnittlauch, 2 Esslöffeln Öl, einer Prise Paprika und Salz vermischen. Stellen Sie nun das Gericht zusammen, indem Sie Gerste, Bohnen, gehackte Cashewnüsse und Walnüsse, Pinienkerne, Kirschtomaten und grob gehackte Petersilie, einschließlich der Stiele, in einer Schüssel vermengen. Sie müssen nur noch die Soße anrühren und schon ist der Salat fertig zum Genießen.

SCHMETTERLINGE MIT PAPRIKA MIT THYMIANDUFT

Schwierigkeit: Einfach

Zeit 20 Minuten +30 Minuten

Zutaten

Für 4 Personen

320 g Farfalle-Nudeln

2 Paprika, rot

200 Gramm Zucchini

200 g Ricotta

100 ml Milch

4 Frühlingszwiebeln

1 Bund Thymian

Öl, Pfeffer, Salz

Vorbereitung

Die Frühlingszwiebeln schälen, dabei den größten Teil der grünen Blätter behalten und in feine Scheiben schneiden. Den Stiel und die Kerne der Paprika entfernen und diese in Würfel schneiden. Die Zucchini in etwas größere Würfel schneiden. Die Frühlingszwiebeln in 34 EL Öl 10 Minuten in einer großen Pfanne bei mittlerer Hitze anbraten. Paprika und Zucchini hinzufügen, salzen, abdecken, die Hitze reduzieren und weitere 15 Minuten kochen lassen. In der Zwischenzeit den Thymian schälen und zusammen mit Ricotta, Milch, gemahlenem Pfeffer und etwas Salz in einen Mixer geben. Alles verrühren, bis eine duftende und homogene Soße entsteht. Die Sauce zum Gemüse geben, noch eine Minute kochen lassen und bei Bedarf salzen. Kochen Sie die Farfalle al dente, lassen Sie sie abtropfen, solange sie nicht zu trocken sind, geben Sie sie zum Gemüse in die Pfanne und servieren Sie sie sofort.

SPAGHETTI MIT GRÜNEN BOHNEN, BASILIKUM UND CHILI

Schwierigkeit: einfach

Zeit 10 Minuten 15 Minuten

Zutaten

Für 4 Personen

Spaghetti 320 g

500 g grüne Bohnen

1 Bund Basilikum

1 Zitrone, Salz, 1 Knoblauchzehe

Natives Olivenöl extra

Getrocknete Chiliflocken

Vorbereitung

Den Knoblauch fein hacken und bei sehr schwacher Hitze in einer großen Pfanne (an der gewünschten Stelle) anbraten.

Anschließend die Nudeln mit 45 EL Öl und einer Prise Chili anbraten. Nehmen Sie die Pfanne vom Herd und stellen Sie sie beiseite. Bringen Sie einen Topf mit leicht gesalzenem Wasser zum Kochen und fügen Sie die bereits geschälten und in zwei Teile geschnittenen Nudeln und grünen Bohnen hinzu. Etwa 2 Minuten kürzer kochen als auf der Spaghetti-Packung angegeben. Stellen Sie die Pfanne mit dem Knoblauch wieder auf den Herd und gießen Sie eine Kelle Nudelwasser hinein. Lassen Sie die Spaghetti mit den grünen Bohnen abtropfen (behalten Sie ein volles Glas Kochwasser auf) und geben Sie sie in die Pfanne. Kochen Sie sie dann und fügen Sie etwas Wasser hinzu, wenn das vorherige aufgesogen ist, um die Nudeln an die Soße zu binden. Fügen Sie außerdem das grob gehackte Basilikum und einen Spritzer Zitronensaft hinzu. Vervollständigen Sie die Spaghetti, fern vom Herd, mit einem großzügigen Abrieb Zitronenschale, einem Schuss Öl,

KLEINE WARME TIMBALES MIT AUBERGINEN UND OLIVEN

Schwierigkeit: Einfach

Zeit 60 Minuten 40 Minuten

Zutaten

Für 4 Personen

250 g Pasta Ditalini Rigati

500 g Kirschtomaten

3 Auberginen

100 g Oliven, 40 g Pecorino

2 Esslöffel Pinienkerne

1 Schalotte, 1 Chilischote

Basilikum, Öl, Salz

Chilipulver

Vorbereitung

Schneiden Sie die Auberginen der Länge nach in halbzentimeterdicke Scheiben und garen Sie sie 67 Minuten lang auf dem Grill oder in einer gefetteten Pfanne, wobei Sie sie nur einmal wenden. Die Schalotte fein hacken und in 4 EL Öl leicht anbraten. Chilischote, Tomatenscheiben und Salz hinzufügen, den Deckel auflegen und etwa eine Viertelstunde kochen lassen. Zum Schluss die Paprika entfernen. Die erhaltene Soße durch ein Sieb passieren, zurück in die Pfanne gießen und 5 Minuten kochen lassen, damit sie eindickt. Fügen Sie das gehackte Basilikum, die meisten entkernten und gehackten Oliven (ein Dutzend beiseite legen) und die zuvor in einem Topf gerösteten Pinienkerne hinzu.

Überprüfen Sie abschließend das Salz. Die Nudeln in reichlich Salzwasser kochen, al dente abgießen und mit etwas kaltem Wasser ablöschen, mit der Soße und zerbröseltem Pecorino-Käse würzen. 4 kleine Schüsseln mit einem Durchmesser von 10 cm mit Frischhaltefolie abdecken und leicht einfetten; Mit den Auberginenscheiben bedecken, mit den Nudeln füllen und mit den restlichen Auberginenscheiben verschließen. Jeweils mit Frischhaltefolie verschließen und 20/30 Minuten ruhen lassen.

DINKELPENNETTE MIT PARMESAN UND RATATUJA

Schwierigkeit: Einfach

Zeit 25 Minuten + 30 Minuten

Zutaten

Für 4 Personen

300 g Dinkelpenne

2 Kartoffeln, 2 Karotten

4 Zucchini, 1 Frühlingszwiebel

1 Knoblauchzehe, 4 Kupfertomaten

1 Handvoll Basilikum, 1 Esslöffel Petersilie

4 Esslöffel natives Olivenöl extra

1 Prise Chilipulver

40 g Parmesan, Salz

Vorbereitung

Nach dem Waschen und Reinigen die Karotten, Kartoffeln und Zucchini in gleich große Würfel schneiden. Halten Sie sie getrennt. Zwei Esslöffel Öl in einer beschichteten Pfanne erhitzen und den geschälten und gehackten Knoblauch und die Frühlingszwiebeln darin anbraten. Gehackte Petersilie, Karotten und Kartoffeln hinzufügen, abdecken und bei schwacher Hitze etwa 78 Minuten kochen lassen, dann die Zucchini hinzufügen und weitere 1215 Minuten kochen lassen. Fügen Sie Salz nach Ihrem Geschmack hinzu. Die Tomaten in etwas kochendem Wasser blanchieren. Schälen Sie sie, lassen Sie sie abkühlen und schneiden Sie sie in ebenso große Würfel wie das andere Gemüse.

Kurz vor dem Ausschalten zum restlichen Gemüse geben, mit Salz würzen und das mit den Händen gehackte Basilikum dazugeben. Kochen Sie die Nudeln, lassen Sie sie al dente abtropfen und geben Sie sie zusammen mit dem Gemüse in die Pfanne, zu dem Sie auch ein paar Löffel Kochwasser hinzufügen. Mit einem Schuss nativem Olivenöl extra verfeinern und bei starker Hitze in einer großen beschichteten Pfanne zwei Minuten lang anbraten. Heiß servieren, mit Parmesanflocken mittlerer Reife und einer Prise Chilischote bestreut, je nach Geschmack.

SPAGHETTI MIT DOPPELTER TOMATE MIT BASILIKUM

Schwierigkeit: einfach

Zeit 25 Minuten

Zutaten

Für 4 Personen

280 g Spaghetti

350 Gramm Tomaten

15 Kirschtomaten

4 Esslöffel Semmelbrösel

2 Esslöffel geriebener Parmesan

1 Teelöffel Kapern

1 Knoblauchzehe

10 Petersilienblätter

Basilikumsalz

Natives Olivenöl extra

Vorbereitung

Bereiten Sie eine Füllung vor, indem Sie eine halbe Knoblauchzehe, die Kapern, die Petersilie und 2 Basilikumblätter fein hacken, Semmelbrösel, Parmesan und leicht salzen. Die Kirschtomaten halbieren, entkernen und mit der Schnittseite nach oben in eine Auflaufform legen. Füllen Sie sie mit der Füllung, beträufeln Sie sie mit etwas Öl und backen Sie sie 1015 Minuten lang oder bis sie goldbraun sind. Erhitzen Sie 2 Esslöffel Öl in einer großen Pfanne und geben Sie die restliche halbe Knoblauchzehe, die Kirsche, hinzu Tomaten vom Ochsenherz in Würfel schneiden, leicht salzen und bei starker Hitze 2 Minuten anbraten.

Vom Herd nehmen und 3 gehackte Basilikumblätter untermischen. Lassen Sie seinen Geschmack. Kochen Sie die Spaghetti al dente, lassen Sie sie abtropfen und geben Sie sie in die Pfanne mit den vom Knoblauch befreiten gehackten Tomaten, braten Sie sie ein bis zwei Minuten lang an, damit sie gut würzen, und verteilen Sie sie dann auf den Tellern. Vervollständigen Sie das Gericht mit gratinierten Kirschtomaten, ein paar gehackten Basilikumblättern und eventuell noch mehr Parmesan nach Geschmack. So gewürzte Spaghetti lassen sich sowohl heiß als auch warm hervorragend servieren.

KARTOFFELGNOCCHI MIT ERBSEN UND BASILIKUMGEMÜSE

Schwierigkeit: einfach

Zeit 10 Minuten + 25 Minuten

Zutaten

Für 4 Personen

800 g Kartoffelgnocchi

300 g frische, geschälte Erbsen

3 Zucchini, 2 Frühlingszwiebeln

30 g ungeschälte Mandeln

1 Knoblauchzehe

1 Bund Basilikum, 1 Zitrone

Natives Olivenöl extra

Getrocknete Chilischote, Salz und Pfeffer

Vorbereitung

Die Frühlingszwiebeln, einschließlich eines Teils des grünen Teils, in dünne Scheiben schneiden. Den Knoblauch fein hacken. Beides in einer Pfanne mit 2 Esslöffeln Öl bei sehr schwacher Hitze schmoren lassen, ohne dass es braun wird. bei Bedarf etwas Wasser hinzufügen. Sobald die Erbsen zusammengefallen sind, vermischen Sie sie mit den Kräutern und kochen sie 12 Minuten lang. Geben Sie bei Bedarf von Zeit zu Zeit etwas Wasser hinzu. Die Zucchini schälen, der Länge nach halbieren und in ganz feine Scheiben schneiden. Anschließend zu den Erbsen geben und weitere 5 Minuten weitergaren. Zum Schluss mit Salz und Pfeffer würzen und die fein gehackten Basilikumblätter hinzufügen. Raus aus dem Feuer.

Die Mandeln in einer Pfanne bei schwacher Hitze rösten. Nach dem Abkühlen so fein wie möglich hacken. Von der Zitronenschale viele dünne Streifen abschneiden. Tauchen Sie die Gnocchi in leicht gesalzenes kochendes Wasser und lassen Sie sie mit einem Schaumlöffel abtropfen (bewahren Sie das Kochwasser auf), wenn sie an die Oberfläche kommen, und geben Sie sie mit den Erbsen in die Pfanne. Die Gnocchi bei starker Hitze mit der Soße etwa eine Minute lang anbraten und dabei eine Kelle Wasser darübergießen, bis eine cremige und umhüllende Soße entsteht. Die Gnocchi auf Tellern anrichten und mit Zitronenschale, einer Prise Chilischote und einer Prise gehackter Mandeln garnieren.

SPARGELLASAGNE

Schwierigkeit: mittel

Zeit 60 Minuten + 45 Minuten

Zutaten

Für 6 Personen

Für Nudeln

300 g 0 Mehl

8 Spargel

3 Eier, Salz

Für die Füllung

1 kg Spargel,

150 g Parmesan

2 Schalotten, 40 g Pinienkerne,

Salz und Pfeffer

Vorbereitung

Das Mehl mit den Eiern und einer Prise Salz vermischen, bis ein sehr glatter und kompakter, aber dennoch weicher Teig entsteht. Mit einem Tuch abdecken und mindestens 30 Minuten ruhen lassen. Den Spargel für die Nudeln putzen und mit einem Kartoffelschäler der Länge nach in dünne Scheiben hobeln. Rollen Sie die Scheiben aus und decken Sie sie ab, damit sie sich nicht wellen. Für die Füllung die härtesten Teile des Spargels entfernen und in Scheiben schneiden. Die gehackte Schalotte mit 2 EL Öl 5 Minuten anbraten, dann den Spargel dazugeben und kurz anrösten. Salzen und pfeffern und dann die Pinienkerne und ein halbes Glas Wasser hinzufügen. Mit einem Deckel abdecken und etwa 10 Minuten kochen lassen. Zum Schluss ein Drittel des Gemüses pürieren, bis eine Creme entsteht.

Den Teig mit dem entsprechenden Werkzeug fein ausrollen und in etwa 14x10 cm große Rechtecke schneiden. Legen Sie 3 Spargelscheiben in die Mitte von 2 überlappenden Blätterteigrechtecken und führen Sie sie durch die Maschine, um sie sehr gut zu verschließen. Wiederholen Sie den Vorgang für alle Blätter. Einen Spritzer Spargelcreme auf den Boden einer 25 x 32 cm großen Pfanne streichen, dann eine Schicht Blätterteig, etwas Sahne und etwas gedünsteten Spargel darauf verteilen und mit geriebenem Parmesan bestreuen. Den Vorgang wiederholen und mit dem gedünsteten Spargel und reichlich Parmesan abschließen. Die Lasagne bei 180°C etwa 25 Minuten backen.

MITTELMEER OFENGEFÜLLTE ARTISCHOCKEN

Schwierigkeit: einfach

Zeit 15 Minuten + 25 Minuten

Zutaten

Für 4 Personen

4 Artischocken

2 Scheiben Brot

2 Esslöffel geriebener Parmesan

1 Zitrone

1 Knoblauchzehe

10 Zweige Petersilie

1 Esslöffel Kapern

ein halbes Glas trockener Weißwein

Natives Olivenöl extra

Grobes Salz, feines Salz, Pfeffer

Vorbereitung

Das Wasser mit dem Weißwein und einer Prise grobem Salz in einem Topf zum Kochen bringen. Die Artischocken putzen, die härtesten Blätter und den Stiel entfernen und sie dann an der Basis abschneiden, sodass sie senkrecht stehen. Reinigen Sie den Boden der Artischocken und den zarten Teil der Stiele mit einem kleinen Messer und reiben Sie sie dann mit der halbierten Zitrone ein. Anschließend schneiden Sie von der Zitrone 2 Stück Schale ab, die Sie für die Füllung benötigen. Die Artischocken mit den Händen in der Mitte verteilen und mit einem kleinen Spatel den Bart entfernen, sodass sie ganz bleiben. Spülen Sie sie ab und tauchen Sie sie zusammen mit den geschälten Stielen in kochendes Wasser.

Kochen Sie sie 12 Minuten lang, lassen Sie sie dann abtropfen und lassen Sie sie in kaltem Wasser abkühlen, um das Kochen zu stoppen. Das Brot im Mixer in kleine Stücke zerkleinern, bis es zu eher kleinen Krümeln zerkleinert ist. Legen Sie das Brot in eine Schüssel und vermischen Sie anschließend die Petersilienblätter, den Knoblauch, die zuvor entsalzten Kapern und 2 Stück Zitronenschale im Mixer. Zerkleinern, bis eine feine Masse entsteht, diese dann mit dem Brot vermischen, dann den Parmesan, 2 Esslöffel Öl, Salz und Pfeffer hinzufügen. Mit einer Gabel vermischen und das Brot auflockern, bis grobe Krümel entstehen. Füllen Sie die Artischocken mit der aromatischen Mischung, legen Sie sie zusammen mit den Stielen in eine leicht mit Öl gefettete Pfanne und stellen Sie sie für 1012 Minuten in den Ofen bei 200 °C bei Umluft oder bis die Oberfläche des Brotes goldbraun ist. Lassen Sie sie vor dem Servieren abkühlen.

GRÜNE LINGUINE MIT SPINAT UND ZIEGEN-RICOTTA

Schwierigkeit: einfach

Zeit 10 Minuten + 15 Minuten

Zutaten

Für 4 Personen

320 g Vollkorn-Linguine

100 g Spinat

200 g Ziegenricotta

50 g Parmesan

Natives Olivenöl extra

Salz und Pfeffer optional

Vorbereitung

Tauchen Sie die Linguine in einen Topf mit kochendem Salzwasser, vermischen Sie sie und legen Sie den Spinat auf die Oberfläche, der lediglich 2 Minuten trocknen muss. Nehmen Sie sie mit einem Schaumlöffel oder einer Küchenzange heraus und geben Sie sie direkt in den Mixer. Den Spinat mit Ricotta, 23 EL Öl, einer Prise Salz und ggf. Pfeffer vermischen. Lassen Sie die Linguine al dente in einer Schüssel abtropfen und stellen Sie eine Kelle Wasser beiseite. Sofort mit der grünen Sahne würzen, bei Bedarf etwas Kochwasser hinzufügen und dann die Hälfte des geriebenen Parmesans unterrühren. Die Nudeln auf Teller verteilen, mit dem restlichen Käse bestreuen und sofort servieren.

RÜBENSPITZEL MIT PINIENKERNEN

Schwierigkeit: einfach

Zeit 15 Minuten + 15 Minuten

Zutaten

Für 4 Personen

Spätzle 320 g

400 g Rübengrün

50 g Pinienkerne

50 g Vollkorn-Semmelbrösel

2 Knoblauchzehen

Natives Olivenöl extra

Chilipulver

Salz

Vorbereitung

Das Rübengrün schälen, kurz blanchieren, gut abtropfen lassen, ausdrücken und mit einer Küchenschere schneiden. In einer Pfanne die Pinienkerne leicht anrösten und dann 23 Esslöffel Öl, das Rübengrün, die Knoblauchzehen mit Schale und eine Prise Chili hinzufügen und alles anbraten und ziehen lassen. Zum Schluss den Knoblauch entfernen. Die Spätzle kochen und mit dem Gemüse in die Pfanne abtropfen lassen, dabei vorsichtig vermengen. Auf den Tellern, wenn Sie möchten, mit einer Prise Semmelbröseln bestreuen, die zuvor in der Pfanne geröstet und knusprig gemacht wurden.

LASAGNE AUS WEIBEN ARTISCHOCKEN UND WALNÜSSE

Schwierigkeit: Einfach

Zeit 20 Minuten + 50 Minuten

Zutaten

Für 4 Personen

250g Nudeln für frische Eierlasagne

15 Artischocken

150 g Walnüsse, 100 g Mehl

100 g Butter, 1 l Milch

Natives Olivenöl extra

Pfeffer, Salz, Muskatnuss

Vorbereitung

Die Artischocken putzen, dann jede in 8 Segmente teilen und in reichlich Salzwasser 78 Minuten blanchieren. Abtropfen lassen

Artischockenstücke fein hacken und in einer
Pfanne mit 23 EL Öl, Salz und Pfeffer
würzen. Die Butter in einer Pfanne erhitzen
und unter ständigem Rühren nach und nach
das Mehl hinzufügen, bis ein Keksaroma
freigesetzt wird. An diesem Punkt die
gesamte kalte Milch einfüllen und kräftig mit
einem Schneebesen verrühren. Kochen Sie
die Béchamelsauce, bis die gewünschte
Konsistenz erreicht ist, und würzen Sie sie
mit Salz, Pfeffer und Muskatnuss. Die
Walnüsse im Mixer schnell zerkleinern,
sodass eine eher grobe Körnung entsteht (sie
darf nicht fettig sein). Die Lasagne in einer
rechteckigen Auflaufform anrichten,
abwechselnd Nudeln und Bechamelsoße
darauf verteilen und mit Walnüssen und
Artischocken bestreuen. Mit der
Béchamelsauce abschließen und die
Oberfläche mit einigen gehackten Walnüssen
und ein paar Artischockenstücken
dekorieren. Alles, was Sie tun müssen, ist 40
Minuten bei 165 °C zu backen.

GANZES BAVETTE MIT ARTISCHOCKEN IN CURRY ZWIEBELNSAUCE

Schwierigkeit: Einfach

Zeit 20 Minuten + 40 Minuten

Zutaten für 4 Personen

320 g Vollkorn-Bavette,

200 g Ricotta

6 Artischocken, 3 Zwiebeln

1 Esslöffel Curry

0,5 Zitrone, 100 ml Milch

Gemüsebrühe

Natives Olivenöl extra

Petersilie, rosa Pfeffer, Salz

Vorbereitung

Die Zwiebeln in dünne Spalten schneiden, mit 23 EL Öl, einer Prise Salz und dem

Curry würzen und in einer Pfanne anbraten. Mit einem Deckel abdecken und bei schwacher Hitze 1520 Minuten weitergaren, dabei die Zwiebeln nur bei Bedarf mit Brühe oder Wasser benetzen. Die Artischocken sorgfältig putzen und in mit Zitronensaft angesäuertes Wasser tauchen und in feine Scheiben schneiden. Nehmen Sie die Zwiebeln aus der Pfanne, erhitzen Sie einen oder zwei Esslöffel Öl und fügen Sie die gut abgetropften Artischocken hinzu; Salzen Sie sie, decken Sie sie dann mit dem Deckel ab und kochen Sie sie etwa zehn Minuten lang. Die Zwiebeln mit dem Ricotta und der nötigen Milch vermischen, bis eine eher flüssige Soße entsteht. Überprüfen Sie abschließend das Salz und fügen Sie je nach persönlichem Geschmack mehr Curry hinzu. Kochen Sie die Bavette al dente, lassen Sie sie nicht zu trocken direkt in die Artischockenpfanne abtropfen und geben Sie die Currysauce hinzu.

PIZZOCCHERI MIT TOPINAMBUR UND RADICCHIO

Schwierigkeit: einfach

Zeit 20 Minuten +15 Minuten

Zutaten

Für 4 Personen

250 g Pizzoccheri

400 g Topinambur

400 g roter Chicorée

100 g frischer Ziegenkäse

4 Zweige Thymian

2 Esslöffel natives Olivenöl extra

Salz und Pfeffer

Vorbereitung

Den Radicchio schälen und in dünne Scheiben schneiden. In einer Pfanne mit Öl und Thymian etwa 5 Minuten anbraten. Zum Schluss mit Salz und Pfeffer bestreuen. Topinambur schälen und in Würfel schneiden. Anschließend zusammen mit den Pizzoccheri in reichlich kochendem Salzwasser kochen. Zum Kochen bringen und alles direkt in die Pfanne mit dem Radicchio abgießen, dabei ein Glas Nudelwasser beiseite stellen. Die verschiedenen Zutaten bei starker Hitze gut vermischen und bei Bedarf etwas Pizzoccheri-Kochwasser hinzufügen. Entfernen Sie die Thymianzweige, geben Sie den Ziegenkäse hinzu und lassen Sie ihn schmelzen. Vom Herd nehmen und mit frisch gemahlenem Pfeffer auf den Tellern anrichten.

TORTIGLIONE CARBONARA

Schwierigkeit: einfach

Zeit 20 Minuten + 25 Minuten

Zutaten

Für 4 Personen

360 g Tortiglioni

800 g Pilze

2 Eier, 2 Eigelb

80 g Parmesan

5 geschälte, gekochte Kastanien

1 Knoblauchzehe

8 Zweige Thymian

Natives Olivenöl extra

Salz und Pfeffer

Vorbereitung

Die Pilze putzen, je nach Größe in 24 Teile teilen (so dass mehr oder weniger gleiche Stücke entstehen) und in eine große Pfanne geben, ohne sie zu würzen. Bestreuen Sie sie mit einer Prise Salz und Pfeffer und fügen Sie den leicht zerdrückten Knoblauch hinzu. Mit dem Deckel abdecken und bei mittlerer Hitze garen, bis das Gemüsewasser austritt. Decken Sie die Pfanne ab und lassen Sie den Boden fast vollständig trocknen. An diesem Punkt 2 Esslöffel Öl hinzufügen und die Pilze 56 Minuten lang anbraten, bis sie goldbraun, aber noch leicht al dente sind. Überprüfen Sie das Salz und nehmen Sie es vom Herd. In der Zwischenzeit einen Topf mit leicht gesalzenem Wasser zum Kochen bringen und die Tortiglioni hinzufügen. Während die Nudeln kochen, alle Eier in einer großen Schüssel vermischen und reiben

Parmesan, reichlich frisch gemahlener
Pfeffer, eine Prise Salz und die Blätter der
Thymianzweige. Vorsichtig verrühren, bis
eine glatte Creme entsteht. Dann verdünnen
Sie es leicht, indem Sie sehr wenig
Nudelkochwasser hinzufügen. Die Tortiglioni
zu den Eiern geben, mit einem Schaumlöffel
abtropfen lassen (das Wasser in der Pfanne
lassen) und kräftig verrühren. Die Pilze ohne
Knoblauch dazugeben und gut vermischen.
Wenn Sie bemerken, dass sich am Boden
noch etwas flüssiges Ei befindet, stellen Sie
die Schüssel mit den Nudeln im Wasserbad
in das nun abgestellte Nudelwasser und
rühren Sie, bis die Soße leicht eingedickt ist.
Wenn es jedoch etwas trocken erscheint,
weichen Sie es mit etwas Kochwasser auf.
Die Tortiglioni auf die Teller verteilen, die
geschnittenen Kastanien darauf verteilen
und zum Schluss mit Parmesan und Pfeffer
bestreuen.

CREMIGE ORECCHIETTE MIT PILZEN STEINPILZE UND PETERSILIE

Schwierigkeit: einfach

Zeit 10 Minuten + 20 Minuten

Zutaten

Für 4 Personen

400 g frische Orecchiette

400 g Steinpilze

120 gr Mascarpone

40 g Parmesan

2 Knoblauchzehen

1 Bund Petersilie

Natives Olivenöl extra

Salz und Pfeffer

Vorbereitung

Die Steinpilze putzen und in nicht zu kleine Stücke schneiden, dabei nur die kleineren Pilze halbieren. In einer großen beschichteten Pfanne den geschnittenen oder gehackten Knoblauch zusammen mit 34 Esslöffeln Öl anbraten. Dann die Pilze dazugeben und etwa zehn Minuten anbraten. Kurz bevor man es vom Herd nimmt, Salz und Pfeffer hinzufügen und mit der Hälfte der gehackten Petersilie bestreuen. Kochen Sie die Orecchiette in reichlich Salzwasser, lassen Sie sie al dente abtropfen und stellen Sie dabei eine Kelle Wasser beiseite. Geben Sie sie bei sehr schwacher Hitze zu den Pilzen in die Pfanne und rühren Sie die Mascarpone und das für ein cremiges Ergebnis benötigte Kochwasser unter. Die Nudeln sofort servieren und mit dem geriebenen Parmesan, der restlichen Petersilie und nach Belieben einer Prise Pfeffer auf die Teller streuen.

GNOCCHI NACH RÖMISCHER ART MIT WEIBEN POLENTA MIT WALNÜSSEN UND SALBEI

Schwierigkeit: mittel

Zeit 10 Minuten + 60 Minuten

Zutaten

Für 4 Personen

250 g weißes Maismehl

100 g Parmesan

100 g Pecorino

30 g Butter

3 Esslöffel Walnusskerne

12 Salbeiblätter

Natives Olivenöl extra

Grobes Salz, Pfeffer

Vorbereitung

Einen Liter und 750 ml Wasser mit einem Teelöffel grobem Salz zum Kochen bringen. Das Maismehl mischen, aufkochen lassen, dann die Hitze reduzieren und unter ständigem Rühren etwa 50 Minuten weiterköcheln lassen. Am Ende des Garvorgangs eine Prise Pfeffer, Butter, geriebenen Parmesan und Pecorino vermischen und jeweils zwei Esslöffel Käse beiseite stellen. Die Polenta auf einem geölten Backblech verteilen, so dass eine etwa 1 cm dicke Schicht entsteht. Abkühlen lassen und dann für mindestens eine Stunde in den Kühlschrank stellen (diese Zubereitung kann auch am Vortag erfolgen, dann abdecken). Die Salbeiblätter kurz in etwas kochendes Öl tauchen, damit sie leicht knusprig werden.

Schneiden Sie mit einem Ausstecher viele Polentascheiben mit einem Durchmesser von etwa 56 Zentimetern aus. Dann legen Sie sie leicht überlappend auf ein leicht geöltes Backblech. Mit den beiseite gestellten Käsesorten bestreuen, die Salbeiblätter anrichten und mit etwas Öl beträufeln. Bei 180°C etwa 15 Minuten backen. Bei Bedarf die Gnocchi einige Minuten unter den Grill geben. Die gehackten Walnüsse hinzufügen und servieren.

GEBACKENE GANZE GANZE PASTA MIT PAPRIKA UND PECORINO

Schwierigkeit: einfach

Zeit 25 Minuten + 40 Minuten

Zutaten

Für 4 Personen

240 g Vollkorn-Ditalini

1 kg gemischte Paprika

150 g Ricotta

40 g geriebener Pecorino

100 g Tomatenpüree, 1 Chilischote

1 Esslöffel Kapern

10 Basilikumblätter, Salz und Pfeffer

Vorbereitung

Die Paprika auf dem mit Backpapier ausgelegten Backblech anrichten. Backen Sie sie bei 200°C mit

20/25 Minuten grillen, dabei die Stücke auslegen, damit sie gleichmäßig bräunen. Um das Schälen zu erleichtern, können Sie sie nach dem Garen in einen Lebensmittelbeutel geben und in Wasser und Eis tauchen, bis sie vollständig abgekühlt sind. Dann schälen, schälen und in kleine Stücke schneiden. Die zuvor entsalzten Kapern, Chilischote und Basilikum fein hacken. Tomatenpüree, gehackte Kräuter und Paprika in einer Schüssel vermengen. Gut vermischen, dann mit Salz und Pfeffer würzen und den Ricotta und die Hälfte des geriebenen Pecorino hinzufügen. Die Nudeln in reichlich Salzwasser kochen, al dente abgießen und kräftig mit der Soße abschmecken. Anschließend in einer Auflaufform (oder in 4 einzelnen Formen) anrichten. Mit dem restlichen geriebenen Pecorino bestreuen und 10 Minuten bei 220 °C backen, plus ein paar Minuten grillen, um eine einladende goldene Kruste zu erhalten.

ANDALUSISCHER GAZPACHO

Schwierigkeit: Einfach

Zeit 25 Minuten

Zutaten

Für 4 Personen

600 g San Marzano-Tomaten

100 g Gurken

100 g rote Paprika

50 g Tropea-Zwiebeln

1 Knoblauchzehe

60 g Vollkorn-Semmelbrösel

100 ml natives Olivenöl extra

30 g Weißweinessig

Salz, schwarzer Pfeffer

10 Basilikumblätter, Wasser

1 Teelöffel würziger Tabasco

Dienen

Rucola, schwarzer Pfeffer

Vorbereitung

Machen Sie mit einem scharfen Messer einen Einschnitt an der Spitze der Tomaten, auf der dem Stiel gegenüberliegenden Seite, tauchen Sie sie für einige Momente in kochendes Wasser, lassen Sie sie abtropfen und kühlen Sie sie in kaltem Wasser ab. Entfernen Sie die Haut von den Tomaten, entfernen Sie den Stiel, teilen Sie sie in vier Teile, entfernen Sie die Kerne und geben Sie sie in einen Mixer. Schälen Sie die Gurke, schneiden Sie sie in Scheiben und geben Sie sie zu den Tomaten. Die Zwiebel schälen und in Scheiben schneiden, die Paprika schälen, den Stiel, die Filamente und ggf. die Kerne entfernen vorhanden, den Knoblauch schälen und den darin befindlichen Keim entfernen. Alles mit den Tomaten im Mixer pürieren, Basilikumblätter, Salz, frisch gemahlenen schwarzen Pfeffer, Öl, Essig, Tabasco, Semmelbrösel und etwa ein halbes Glas sehr kaltes Kühlschrankwasser hinzufügen und ggf. etwas Wasser hinzufügen So lange rühren, bis eine cremige und nicht zu flüssige Konsistenz entsteht. Bewahren Sie die Gazpacho vor dem Verzehr gut abgedeckt mindestens zwei Stunden im Kühlschrank auf (auch über Nacht gewinnt sie noch mehr an Geschmack, teilen Sie sie beim Servieren auf 4 Schüsseln oder Gläser auf und dekorieren Sie sie mit einem Schuss Öl und etwas Öl). gemahlener schwarzer Pfeffer und ein paar frische Rucolablätter, gut gewaschen und getrocknet.

KUCHEN AUS KICHERERBSEN, FONTINA UND GETROCKNETE TOMATEN

Schwierigkeit: Einfach

Zeit 10 Minuten + 20 Minuten

Zutaten für 4 Personen

70 g Weichweizenmehl Typ 00

60 g Kichererbsenmehl

60 g getrocknete Kichererbsen, gekocht

60 g Fontina, 2 Eier

60 g Tomaten in Öl

3 Esslöffel Kürbiskerne

2 Esslöffel Milch

2 Teelöffel Backpulver

1 Bund Marder, 3 EL. Öl

Salz, Pfeffer, Butter

Semmelbrösel, Rucola

Vorbereitung

Den Backofen auf 190°C vorheizen. Das Weiß- und Kichererbsenmehl mit den Eiern, der Milch und dem Öl einige Minuten lang verrühren, am besten mit einem elektrischen Schneebesen. Den gehackten Majoran, eine Prise Salz und Pfeffer nach Geschmack hinzufügen. Die Tomaten im Öl gut abtropfen lassen und in Streifen schneiden. Schneiden Sie die Fontina ebenfalls in etwa 1 cm große Würfel auf jeder Seite. Dann die Tomaten, den Käse und die Kichererbsen zur Mischung geben und vorsichtig mit einem Spatel verrühren. Zum Schluss die Hefe hinzufügen. Den Boden einer kleinen Pflaumenkuchenform (ca. 20 x 8 cm) gut einfetten, mit Semmelbröseln bestreuen und die Masse einfüllen. Die Kürbiskerne darüberstreuen und 20 Minuten backen. Lassen Sie den Kichererbsenkuchen abkühlen, bevor Sie ihn aus der Form nehmen und in etwa 1 cm dicke Scheiben schneiden. Mit ein paar Rucolablättern, einem Stück getrockneter Tomate und einer Portion Fontina servieren.

VOLLWEIZENSTIFTE MIT FRÜHLINGSZWIEBELN UND GRIECHISCHEM JOGHURT

Schwierigkeit: einfach

Zeit 10 Minuten +20 Minuten

Zutaten

Für 4 Personen

320 g Pennoni Rigati

Vollkornnudeln

6 Frühlingszwiebeln

170 g griechischer Joghurt

6 Schnittlauchfäden

1 Teelöffel Mohn

extra natives Olivenöl, Salz

Vorbereitung

Reinigen Sie die Wurzeln und die härtesten grünen Teile der Frühlingszwiebeln und schneiden Sie sie anschließend in etwa einen Zentimeter dicke Scheiben. Geben Sie sie mit 3 Esslöffeln Öl in eine Pfanne und lassen Sie sie bei sehr schwacher Hitze 5 Minuten lang weich werden. Kochen Sie in der Zwischenzeit die Nudeln und gießen Sie ein bis zwei Esslöffel des Kochwassers in die Pfanne mit den Frühlingszwiebeln. Lassen Sie die Nudeln weitere 5 Minuten auf dem Herd oder bis sie weich, aber nicht matschig sind. Vom Herd nehmen und in der Pfanne mit der Hälfte des Joghurts vermischen. Die Nudeln al dente direkt in die Pfanne mit der Soße abtropfen lassen, den restlichen Joghurt und den Mohn dazugeben. Mischen und sofort servieren. Das Gericht mit fein gehacktem Schnittlauch und einem Schuss Öl abrunden.

BULGUR-SALAT MIT ERBSEN, TOMATEN, BASILIKUM

Schwierigkeit: einfach

Zeit 20 Minuten + 40 Minuten

Zutaten

Für 4 Personen

240 g Bulgur, 4 Eier

300 g frische, geschälte Erbsen

300 g gemischte Kirschtomaten

1 Frühlingszwiebel, eine halbe Zitrone

1 Bund Basilikum

50 ml Weißwein

Natives Olivenöl extra

Salz und Pfeffer

Vorbereitung

Den Bulgur in leicht gesalzenem Wasser 1012 Minuten kochen. Lassen Sie es abtropfen, geben Sie es in eine Schüssel und würzen Sie es mit einem Schuss Öl. Mischen und abkühlen lassen. Die Zwiebel schälen und in dünne Scheiben schneiden. In einem Topf mit 2 EL Öl ca. 5 Minuten schmoren, ohne dass es braun wird. Anschließend die Erbsen dazugeben und weitere 5 Minuten köcheln lassen, bevor das Ganze mit dem Wein vermengt wird. Verdunsten lassen, Deckel auflegen und garen, bei Bedarf etwas Wasser hinzufügen und gelegentlich umrühren. Zum Schluss mit Salz und Pfeffer würzen und die Hälfte der gehackten Basilikumblätter hinzufügen. Die Kirschtomaten je nach Größe in 24 Segmente teilen und dazugeben

Bulgur zusammen mit den Erbsen, nun aufgewärmt. Alles mit einem Schuss Öl, Zitronensaft und dem restlichen grob gehackten Basilikum würzen. Lassen Sie seinen Geschmack. Kochen Sie die Eier 8 Minuten lang. Nehmen Sie sie vom Herd und lassen Sie sie noch eine Minute in der Pfanne einweichen. Anschließend abkühlen lassen und schälen. Kurz vor dem Servieren die Eier halbieren oder vierteln, mit einer Prise Salz und Pfeffer würzen und auf dem Bulgursalat anrichten.

CREME AUS SCHWARZEN KICHERERBSEN MIT BOHNEN KAROTTEN UND KARTOFFELN

Schwierigkeit: Einfach

Zeit 20 Minuten + 20 Minuten

Zutaten

Für 4 Personen

250 g schwarze Kichererbsen

8 neue Kartoffeln

8 Karotten

200 g Saubohnen

1 Knoblauchzehe

Natives Olivenöl extra

Salz und Pfeffer

Vorbereitung

Bürsten Sie die Karotten und Kartoffeln sorgfältig ab und waschen Sie sie anschließend, ohne die Karottenblätter zu beschädigen. Die Kartoffeln 1618 Minuten lang dämpfen. Stattdessen die Karotten mit ihren Blättern in einer Pfanne mit einem Löffel Öl bei starker Hitze einige Minuten anbraten, dann salzen und mit 2 Löffeln Wasser aufgießen. Bei sanfterer Hitze fortfahren, bis die Karotten zart, aber immer noch knusprig sind. Die Kichererbsen, die Knoblauchzehe und 2 Esslöffel Öl in den Mixer geben, dann pürieren und etwas Wasser hinzufügen. Sie müssen eine dicke und homogene Creme erhalten. Überprüfen Sie Salz und Pfeffer. Geben Sie die Sahne in Tassen und tauchen Sie jeweils 2 Karotten (mit herausstehenden Blättern) und 2 halbierte Kartoffeln hinein. Bestreuen Sie dann die restliche Oberfläche mit den zuvor geschälten Saubohnen. Mit einem Schuss Öl und etwas Salz abschließen.

BUCATINI ANKUNFT MIT SAFFRAN GRÜNEN BOHNEN

Schwierigkeit: Einfach

Zeit 20 Minuten + 25 Minuten

Zutaten

Für 4 Personen

300 g Bucatini-Nudeln

300 g grüne Bohnen

50 g Pinienkerne

50 g Sultaninen

50 g Semmelbrösel

1 Knoblauchzehe

Safran 10 Stempel

4 Esslöffel natives Olivenöl extra

10 Basilikumblätter, Salz und Pfeffer

Für die grüne Bohnencreme

200 g grüne Bohnen, 150 g Tomaten

1 Knoblauchzehe, Salz

Vorbereitung

Überprüfen Sie alle grünen Bohnen und dämpfen Sie sie etwa 12 Minuten lang. 200 g, die Sie für die Creme benötigen, beiseite legen und den Rest in Stücke schneiden. In einer Pfanne die gehackten grünen Bohnen, 2 Esslöffel Öl, die Pinienkerne, die eingeweichten Rosinen, das gehackte Basilikum und den zerdrückten Knoblauch vermengen. Mit dem Deckel abdecken und 5 Minuten kochen lassen, dabei die bereits gerösteten und zu Pulver zerkleinerten Safranfäden und nach der Hälfte der Garzeit das Salz hinzufügen.

Mischen Sie die ganzen grünen Bohnen, die geschälten Tomaten, den Knoblauch und eine Prise Salz, bis eine glatte Creme entsteht. Fügen Sie bei Bedarf ein paar Esslöffel Wasser hinzu, um es weicher zu machen. Bucatini in reichlich Salzwasser kochen. In der Zwischenzeit die Semmelbrösel zusammen mit 2 EL Öl und frisch gemahlenem Pfeffer in einer kleinen Pfanne rösten. Die Bucatini in der Pfanne mit der Safransauce abtropfen lassen, die grüne Bohnencreme dazugeben und vermischen, bei Bedarf mit ein paar Esslöffeln Nudelkochwasser verdünnen. Sofort servieren und auf jeden Teller etwas geröstete Semmelbrösel streuen.

KAROTTEN-GNOCCHI IN FRISCHER BOHNEN BOHNEN CREME

Schwierigkeit: Mittel

Zeit 50 Minuten + 30 Minuten

Zutaten

Für 4 Personen

400 g Kartoffeln mit gelbem Fleisch

200 g Weichweizenmehl Typ 00

1 Ei, 300 g geschälte Saubohnen

100 g Karotten

40 g Parmesan, 1 Schalotte

1 Esslöffel Tomaten, püriert

30 g Butter, Salz und Pfeffer

Natives Olivenöl extra

Vorbereitung

Kochen Sie die ganzen Kartoffeln in der Schale 20 Minuten lang oder bis sie weich sind, schälen Sie sie dann und zerdrücken Sie sie mit einem Kartoffelstampfer. Lassen Sie sie abkühlen. Die Karotten schälen und im Mixer sehr fein zerkleinern (oder reiben). Alternativ können Sie sie dämpfen oder kochen und mixen, bis eine Creme entsteht. Mehl, Karotten, Ei und Tomatenpüree mit den warmen Kartoffeln vermischen und gut verrühren, bis der Teig nicht mehr klebrig ist. Anschließend 1520 Minuten ruhen lassen. Den Teig in viele Laibe mit einem Durchmesser von 1,5 Zentimetern schneiden und diese dann in mehrere Zentimeter lange Gnocchi schneiden. Die Saubohnen schälen und hacken (einen Teil zur Dekoration ganz lassen).

Dann die gehackte Schalotte in einer Pfanne mit 23 EL Öl einige Minuten anbraten, die gehackten Saubohnen hinzufügen, salzen und kurz anbraten. An diesem Punkt ein kleines Glas Wasser hinzufügen und 5 Minuten lang weiterkochen, dann alles verrühren, bis eine Creme entsteht. Kochen Sie die Gnocchi in reichlich Salzwasser und lassen Sie sie mit einem Schaumlöffel abtropfen (sobald sie an der Oberfläche sind) direkt in eine Pfanne, in der die Butter geschmolzen ist. Mit frisch gemahlenem Pfeffer bestreuen und auf den zuvor mit der Saubohnencreme bedeckten Tellern verteilen. Komplett mit ganzen Saubohnen und in dünne Flocken geschnittenem Parmesankäse. Sofort servieren.

REZEPTE
ZWEITEN GÄNGE

PAN-FISHED SCHWERTFISCH

Schwierigkeit: einfach

Personen: 4

Zubereitung: 10 Min

Kochen: 10 Min

Zutaten:

4 Schwertfischsteaks

Weißwein nach Geschmack

1 Knoblauchzehe

Petersilie nach Geschmack

Thymian nach Geschmack

Salz nach Geschmack.

Pfeffer nach Geschmack.

Zitronensaft nach Geschmack

Vorbereitung

Gebratener Fisch ist ganz einfach: Geben Sie eine Knoblauchzehe mit einigen aromatischen Kräutern (Petersilie und Thymianstängel) in die Pfanne, beträufeln Sie sie dann mit etwas nativem Olivenöl extra und erhitzen Sie sie. Nun den Fisch hineinlegen und von beiden Seiten anbraten, dann den Weißwein hinzufügen und verdampfen lassen. Sobald der Alkohol verdunstet ist, gehackte Petersilie, weißen Pfeffer und Salz hinzufügen. Achten Sie darauf, den Fisch nicht zu lange zu garen: Auch 5 Minuten reichen aus, wenn die Scheibe nicht zu groß ist, aber Sie entscheiden: Im Allgemeinen muss der Schwertfisch gut gegart sein, aber achten Sie darauf, ihn nicht zu lange zu garen! Wenn Sie einen noch schmackhafteren Fisch wünschen, können Sie ihn etwa zwanzig Minuten lang mit Zitrone, Öl, Pfefferkörnern, Petersilienstängeln und Salz marinieren. Guten Appetit!

GEGRILLTES LACHSFILET

Schwierigkeit: einfach

Personen: 4

Zubereitung: 20 Min

Kochen: 7 Min

Zutaten:

600 g Lachs in 4 Steaks

1 Frühlingszwiebel

2 Zweige Thymian

4 Esslöffel natives Olivenöl extra

1 Lorbeerblatt

1/2 Glas Weißwein

Salz nach Geschmack. Pfeffer nach Geschmack.

Vorbereitung

Beschäftigen wir uns zunächst mit der Reinigung des Lachses. Wenn Sie vorgeschnittene Scheiben gekauft haben, können Sie diesen Schritt überspringen. Ansonsten den Lachs mit einem scharfen Küchenmesser filetieren und in recht dicke Scheiben schneiden, dann alle Gräten entfernen und unter fließendem Wasser waschen. Lassen Sie die Filets trocknen. An diesem Punkt kommen wir zur Marinade. Reinigen Sie die Frühlingszwiebel, indem Sie die äußerste Schicht entfernen und grob hacken. Mit dem Öl, dem Weißwein, den Blättern eines Thymianzweigs, dem Lorbeerblatt und etwas Pfeffer in ein luftdichtes Gefäß füllen und zum Schluss alles gut vermischen. Nehmen Sie die vier Lachsscheiben mit der Haut, legen Sie sie in die Marinade und achten Sie darauf, dass sie rundherum eingefettet sind. Den Behälter verschließen und im Kühlschrank marinieren für 45 Minuten und dann für 15 Minuten aus dem Kühlschrank. Sehen wir uns nun die Kochphase des Lachses an. Stellen Sie eine Grillpfanne auf den Herd und bringen Sie diese auf Temperatur. Nehmen Sie die Steaks, lassen Sie sie von der Marinade abtropfen, die Sie beiseite stellen müssen, und legen Sie sie mit der Hautseite nach unten auf die heiße Platte. Drei Minuten kochen lassen (auch weniger, wenn die Scheiben nicht sehr dick sind). Den Lachs wenden und auf der anderen Seite 12 Minuten braten. Vom Grill nehmen und die Steaks auf Serviertellern anrichten. Mit einer Prise Salz, einer Prise Pfeffer, ein paar frischen Blättern des zweiten Thymianzweigs und ein paar Tropfen Öl aus der Marinade würzen, dabei die festen Zutaten vermeiden. Guten Appetit!

FLEISCHBÄLLCHEN MIT PESTO

Schwierigkeit: einfach

Personen: 4

Zubereitung: 15 Min

Kochen: 15 Min

Zutaten:

500 g Hackfleisch

2 Esslöffel Pesto

2 Scheiben Brot

Milch nach Geschmack, 1 Ei

Semmelbrösel nach Geschmack

Mehl nach Geschmack

1 Glas Weißwein

3 Esslöffel natives Olivenöl extra

Vorbereitung

Das Brot etwa zehn Minuten in Milch einweichen. In einer Schüssel das Hackfleisch, das Ei, das eingeweichte und ausgedrückte Brot und das Pesto vermengen. Beginnen Sie mit dem Kneten mit den Händen, um eine homogene Mischung zu erhalten, und fügen Sie dann so viel Semmelbrösel wie nötig hinzu, um die Mischung so schnell wie möglich zu trocknen. Es muss feucht und nicht klebrig bleiben. Walnussgroße Fleischbällchen formen und in Mehl wenden. Wenn sie fertig sind, legen Sie sie auf einen Teller. Eine beschichtete Pfanne erhitzen, mit Öl einfetten und die Fleischbällchen von allen Seiten anbraten. Den Weißwein hinzufügen, abdecken und 15 Minuten kochen lassen. Servieren Sie sie kochend heiß. Guten Appetit!

GEBACKENES KANINCHEN

Schwierigkeit: einfach

Personen: 4

Zubereitung: 30 Min

Kochen: 60 Min

Zutaten:

8 Kaninchenbrüste oder -füße

150 g Gemüsebrühe

40 ml trockener Weißwein

Aromen nach Geschmack

100 g weiße Zwiebel

1 Knoblauchzehe

Pfeffer und Salz nach Geschmack

extra natives Olivenöl nach Geschmack

Vorbereitung

Zunächst den Rosmarin, die geschälte Knoblauchzehe und das Lorbeerblatt fein hacken; In einer großen Pfanne mit etwas Olivenöl erhitzen. 23 Minuten bei schwacher Hitze würzen lassen. In der Zwischenzeit die Zwiebel schälen und in dünne Scheiben schneiden: Mit Thymian würzen, mit etwas Öl beträufeln und alles in die Pfanne geben, ohne den Herd jemals auszuschalten. Die Kaninchenstücke dazugeben und auf beiden Seiten 34 Minuten anbraten; Mit Salz und Pfeffer würzen und mit dem Weißwein ablöschen. Lassen Sie den Alkohol verdunsten und fügen Sie eine Kelle Brühe hinzu, bevor Sie die Hitze reduzieren und weitere 56 Minuten kochen lassen. Verteilen Sie nun auf dem Boden eines mit Backpapier ausgelegten Backblechs die Kaninchenstücke, die Sie in der Pfanne angebraten haben. Den Rest der Brühe dazugeben und im vorgeheizten Backofen bei 200 °C etwa 40 Minuten garen.

TIROLISCHES GROSTL

Schwierigkeit: einfach

Personen: 4

Zubereitung: 15 Min

Kochen: 30 Min

Zutaten:

1 kg Kartoffeln

100 g Speck

100 g Speck

4 Eier 1 Zwiebel

2 Esslöffel Schnittlauch

50 g Butter

Salz nach Geschmack. Pfeffer nach Geschmack.

Vorbereitung

Zuerst die Kartoffeln schälen und in 2 cm große Stücke schneiden. In reichlich Salzwasser 20 Minuten kochen. In der Zwischenzeit die Butter in einer großen Pfanne schmelzen und die Speck- und Speckwürfel zusammen mit frisch gemahlenem Pfeffer anbraten. Nachdem sie etwas Fett abgegeben haben, fügen Sie die dünn geschnittene Zwiebel hinzu und kochen Sie sie 15 Minuten lang. Die mit Schnittlauch gewürzten Salzkartoffeln dazugeben und bei Bedarf salzen. Während sich alle Aromen vermischen, bereiten Sie das Spiegelei vor: Erhitzen Sie einen Schuss Öl in einer Pfanne, schlagen Sie die Eier auf und kochen Sie sie bei mittlerer Hitze 34 Minuten lang. Tatsächlich muss das Eigelb weich bleiben. Die Kartoffeln auf die Teller verteilen und jeweils mit einem Ei belegen. Servieren Sie sie und genießen Sie Ihr Essen!

GEBACKENE HAKEFILETS

Schwierigkeit: einfach

Personen: 4

Zubereitung: 15 Min

Kochen: 15 Min

Zutaten:

4 Seehechtfilets

1 Zitrone

1 Esslöffel gehackte Petersilie

2 Knoblauchzehen

Natives Olivenöl extra

Salz nach Geschmack.

Vorbereitung

Stellen Sie zunächst sicher, dass der Seehecht frei von Dornen ist, indem Sie mit dem Finger über das Fleisch streichen. Anschließend unter fließendem Wasser abspülen und mit Küchenpapier trocknen. Ein zum Backen geeignetes Backblech einölen, das groß genug ist, um den Fisch darin unterzubringen, ohne ihn zu überlappen. Das Fleisch leicht salzen, mit Petersilie und Zitronensaft würzen und zwei ganze Knoblauchzehen hineingeben. Alles 15 Minuten bei 180 °C garen oder bis der Fisch zart ist, dann kochend heiß servieren. Guten Appetit!

OFENGEFÜLLTE KARTOFFELN MIT KÄSE UND SCHINKEN

Schwierigkeit: einfach

Personen: 4

Zubereitung: 15 Min

Kochen: 40 Min

Zutaten:

4 mittelgroße Kartoffeln

200 g Provola

1 Bund Schnittlauch

90 g gewürfelter Schinken

Salz nach Geschmack.

Pfeffer nach Geschmack.

Natives Olivenöl extra

Vorbereitung

Da wir die Kartoffelschale beim Kochen behalten, waschen Sie sie gut unter

fließendem Wasser und reinigen Sie sie auch mit einer Zahnbürste. Trocknen Sie sie ab und kochen Sie sie 30 Minuten lang in reichlich Salzwasser. Wie bei allen Knollen beginnt man beim Kochen von Kartoffeln am besten mit kaltem Wasser. Wenn die Kartoffeln fast gar sind, abgießen und abkühlen lassen. Schneiden Sie nun alles in zwei Hälften und löffeln Sie das Fruchtfleisch mit einem Löffel heraus, so dass eine Mulde entsteht. Sie können Ihre gefüllten Kartoffeln auch ganz lassen, dann müssen Sie einen Schnitt machen und das Fruchtfleisch herausnehmen. Die aus den Kartoffeln extrahierte Mischung in eine Schüssel geben, mit der gewürfelten Provola und dem Schinken vermischen und mit Salz und Pfeffer würzen. Den geschnittenen Schnittlauch hinzufügen und die Kartoffeln mit der Mischung füllen. Im Grillmodus 1015 Minuten bei 200 °C garen und heiß servieren, guten Appetit!

CAVAGE-FLEISCHBÄLLCHEN

Schwierigkeit: einfach

Personen: 4

Zubereitung: 15 Min

Kochen: 30 Min

Zutaten:

300 g Kartoffeln

200 g Kohl, 1 Ei

1 Esslöffel Parmesan

Semmelbrösel nach Geschmack, 1/2 Schalotte

1 kleine Knoblauchzehe

Salz nach Geschmack. Pfeffer nach Geschmack.

Samenöl nach Geschmack vorbraten

Vorbereitung

Zuerst müssen Sie gekochten Kohl haben.

Nach dem Entfernen der äußersten Blattschicht In Streifen schneiden und in reichlich Salzwasser 10 Minuten kochen. In der Zwischenzeit die Kartoffeln schälen, in nicht zu große Stücke schneiden (je kleiner, desto schneller garen sie) und in reichlich Salzwasser etwa 15 Minuten kochen, bis sie weich sind. Das Gemüse abtropfen lassen, die Kartoffeln mit einer Gabel zerdrücken, sodass ein nicht zu homogenes Püree entsteht, und den Kohl mit einem Messer hacken. Beides in eine Schüssel geben, etwas Salz und Pfeffer sowie alle weiteren für das Rezept notwendigen Zutaten hinzufügen: Parmesan, fein gehackte Schalotten zusammen mit dem Knoblauch, Ei und so viel Semmelbrösel, dass eine saftige, aber nicht klebrige Masse entsteht. Formen Sie walnussgroße Fleischbällchen (Sie können sie flach drücken oder rund lassen) und panieren Sie sie in Paniermehl. In etwas Öl goldbraun und knusprig braten und heiß servieren. Guten Appetit!

GEBACKENE ENTE

Schwierigkeit: einfach

Personen: 4

Zubereitung: 20 Min

Kochen: 150 Min

Zutaten:

1 Ente

1 Orange

3 Zweige Rosmarin

1 Teelöffel grobes Salz

1 Knoblauchzehe

2 Esslöffel

Natives Olivenöl extra

Vorbereitung

Reinigen Sie die Ente zunächst sorgfältig und entflammen Sie alle verbleibenden Federn. Waschen Sie es anschließend innen und

außen unter fließendem Wasser und trocknen Sie es mit Küchenpapier ab. Salz, Knoblauch und einen Zweig Rosmarin in einer kleinen Küchenmaschine vermischen und beiseite stellen. Die Ente mit der in Stücke geschnittenen Orange und 2 Zweigen Rosmarin füllen. Massieren Sie es dann äußerlich zuerst mit dem Öl und dann mit der vorbereiteten Aromamischung ein. In eine Auflaufform mit Deckel geben und 15 Minuten bei 230 °C garen, dann die Temperatur auf 180 °C senken und 2 Stunden weitergaren. Nach der Hälfte der zwei Stunden die geschälten Kartoffeln hinzufügen und in 2 cm große Stücke schneiden. Alternativ eignen sich auch neue Kartoffeln. Nehmen Sie den Deckel ab, aktivieren Sie den Grillmodus und lassen Sie ihn 15 Minuten lang eingeschaltet, damit eine schöne Kruste entsteht. Alles heiß servieren. Guten Appetit!

GEBACKENER LACHSGRATIN

Schwierigkeit: einfach

Personen: 4

Zubereitung: 10 Min

Kochen: 20 Min

Zutaten:

4 Lachsfilets

1 Bund Petersilie

1 Knoblauchzehe

40 g Semmelbrösel

2 Esslöffel natives Olivenöl extra

Salz nach Geschmack.

Pfeffer nach Geschmack.

Vorbereitung

Semmelbrösel, Knoblauchzehe, Petersilie sowie eine Prise Salz und Pfeffer in eine kleine Küchenmaschine geben. Mischen, bis eine krümelige Masse mit intensivem Aroma entsteht. Wenn Sie gefrorene Lachsfilets verwenden, müssen Sie diese vor der Verwendung im Kühlschrank vollständig auftauen lassen. Anschließend legen Sie sie auf ein Schneidebrett und entfernen, falls vorhanden, die Haut mit einem scharfen Messer. Spülen Sie sie unter fließendem Wasser ab, trocknen Sie sie mit Küchenpapier ab und legen Sie sie auf das Schneidebrett. Fügen Sie der Aromamischung ein paar Esslöffel Öl hinzu und vermischen Sie es. Die Filets auf ein mit Backpapier ausgelegtes Backblech legen und mit der Masse bedecken und leicht andrücken. Die Filets 10 Minuten bei 200 °C garen und dann kochend heiß servieren. Guten Appetit!

GEMÜSE-CRUMBLE

Schwierigkeit: einfach

Personen: 4

Vorbereitung: 50 Min

Kochen: 40 Min

Zutaten:

4 Zucchini

1 weiße oder goldene Zwiebel

15 Kirschtomaten

100 g 0 Mehl

50 g geriebener Parmesan

50 g kalte Butter

extra natives Olivenöl nach Geschmack

Salz nach Geschmack. Basilikum nach Geschmack

Vorbereitung

Schälen Sie zunächst die Zwiebel und schneiden Sie sie dann in dünne Streifen. Zucchini und Kirschtomaten waschen: Zucchini in Stücke schneiden und Kirschtomaten in Spalten oder auch nur halbieren. Stellen Sie eine große Pfanne auf den Herd, erhitzen Sie einen Schuss Olivenöl, geben Sie das Gemüse hinzu und kochen Sie es etwa zehn Minuten lang, damit das Gemüse noch knusprig bleibt. Mit Salz würzen, den Herd ausschalten und abkühlen lassen. Fahren Sie in der Zwischenzeit mit der Zubereitung der Streusel fort: Geben Sie das Mehl und den Parmesankäse in eine Schüssel, fügen Sie die in Würfel geschnittene kalte Butter hinzu und beginnen Sie mit dem Kneten mit Hilfe einer Gabel. Arbeiten Sie dann mit den Händen, bis ein Streuselteig entsteht . In

kühl stellen und eine Viertelstunde ruhen lassen. Nach Ablauf der Ruhezeit den Boden eines Backblechs mit Backpapier auslegen, das Gemüse hineingeben, gut verteilen und mit den Streuseln bedecken. Mit Alufolie abdecken und im vorgeheizten Backofen bei 180 °C 30 Minuten garen. Nach einer halben Stunde die Folie entfernen und weitere zehn Minuten backen oder bis die gewünschte Bräunung erreicht ist. Nach dem Garen aus dem Ofen nehmen, etwas abkühlen lassen und servieren. Guten Appetit!

THUNFISCH-FLEISCHBÄLLCHEN

Schwierigkeit: einfach

Personen: 4

Zubereitung: 20 Min

Kochen: 30 Min

Zutaten:

320 g Thunfisch in Öl

400 g Kartoffeln

2 Bio-Eier

frische Petersilie nach Geschmack

Semmelbrösel nach Geschmack

extra natives Olivenöl nach Geschmack

Salz nach Geschmack. Pfeffer nach
Geschmack.

Vorbereitung

Um diese einfachen Fleischbällchen zuzubereiten, waschen Sie zunächst die Kartoffeln gründlich und kochen Sie sie dann, ohne sie zu schälen, in reichlich Wasser. Wenn die Kartoffeln schön weich sind, abgießen, schälen und mit einem Kartoffelstampfer direkt in einer Schüssel zerstampfen. Den vom Konservierungsöl abgetropften Thunfisch dazugeben und schälen. Anschließend gehackte Petersilie, Salz, Pfeffer, verquirlte Eier und so viel Semmelbrösel hinzufügen, dass die Mischung mit den Händen verarbeitbar ist. Fleischbällchen formen und in Semmelbröseln wälzen. Wir empfehlen, sie vor dem Verzehr einige Minuten in kochendem Öl zu braten und gut abzutrocknen. Wenn Sie lieber im Ofen backen möchten, sollten 15–20 Minuten bei 180 °C ausreichen: Behalten Sie sie im Auge und nehmen Sie sie aus dem Ofen, wenn sie goldbraun sind. Guten Appetit!

GEBACKENER HAKE MIT TOMATEN UND OLIVEN

Schwierigkeit: einfach

Personen: 4

Zubereitung: 20 Min

Kochen: 20 Min

Zutaten:

800 g Seehechtfilets

Oliven nach Geschmack

Kirschtomaten nach Geschmack

1 Knoblauchzehe

extra natives Olivenöl nach Geschmack

getrockneter Oregano nach Geschmack

Salz nach Geschmack

gemahlener schwarzer Pfeffer nach Geschmack

Vorbereitung:

Rezept für gebackenen Seehecht mit Kirschtomaten und Oliven Um das gebackene Seehechtfilet zuzubereiten, spülen Sie die Seehechtfilets zunächst unter fließendem Wasser ab, trocknen sie dann ab und legen Sie sie auf vier Blätter Küchenfolie, würzen Sie sie nach Ihrem Geschmack mit Öl, Salz und Pfeffer . Die Kirschtomaten separat waschen und in Spalten schneiden. Spülen Sie die Oliven von der Konservierungsflüssigkeit ab und schneiden Sie sie in Scheiben. Kirschtomaten und Oliven auf die Seehechtfilets legen und mit getrocknetem Oregano bestreuen. Kleine Päckchen verschließen und auf ein Backblech legen. Im vorgeheizten Backofen bei 180 °C backen und etwa 20 Minuten garen. Aus dem Ofen nehmen und sofort servieren. Guten Appetit!

HUHN MIT ZITRONE

Schwierigkeit: einfach

Personen: 4

Zubereitung: 10 Min

Kochen: 20 Min

Zutaten:

500 g Hähnchenbrust

00 Mehl nach Geschmack

extra natives Olivenöl nach Geschmack

1 Zitrone, 150 g Wasser

90 g Weißwein, Salz nach Geschmack.

Vorbereitung

Beginnen wir mit dem Reinigen des Huhns. Wenn Sie die Scheiben bereits haben, müssen Sie nichts tun, aber wenn Sie eine ganze Brust gekauft haben, teilen Sie sie in zwei Hälften und entfernen Sie alle Fettteile.

Wenn Sie fertig sind, sehen wir uns an, wie man die Hähnchenbrust in einer Pfanne zubereitet: Bestäuben Sie alle Jakobsmuscheln gut mit Mehl und bräunen Sie sie in einer heißen, beschichteten Pfanne mit etwas nativem Olivenöl extra an. Drehen Sie sie nach etwa 3 Minuten um und achten Sie darauf, dass sie goldbraun und knusprig sind. Wenn das Huhn fertig ist, nehmen Sie es heraus und legen Sie es beiseite. In dieselbe Pfanne Wein, Wasser, Zitronensaft, eine Prise Salz und einen Teelöffel gesiebtes Mehl gießen, um die Soße anzudicken. Unter gelegentlichem Rühren reduzieren, bis die Soße eine dickflüssige Konsistenz hat. Dann das Huhn hinzufügen und nur zwei Minuten kochen lassen. Servieren Sie die Jakobsmuscheln mit Zitrone und dazu die Soße und das Gemüse, das Ihnen am besten schmeckt. Guten Appetit!

GEBACKENE GARNELEN

Schwierigkeit: einfach

Personen: 4

Zubereitung: 20 Min

Kochen: 15 Min

Zutaten:

12 Garnelen

40 g Limetten- oder Zitronensaft

60 g Olivenöl

Petersilie nach Geschmack

Pfeffer nach Geschmack.

Salz nach Geschmack.

Vorbereitung

Schneiden Sie die Limette (oder die Zitrone, wenn Sie es vorziehen) in zwei Hälften, pressen Sie den Saft aus und filtern Sie ihn. Öl, gewaschene und gehackte Petersilie, Salz und Pfeffer zum Limettensaft geben. Alles mit einem Mini-Peeper mixen, um die ideale Konsistenz für dieses Rezept zu erhalten. Legen Sie die gereinigten Garnelen auf ein leicht gefettetes oder mit Backpapier ausgelegtes Backblech. Mit der Emulsion würzen und etwas davon für einen späteren Zeitpunkt aufbewahren. Sehen wir uns nun an, wie die Garnelen zubereitet werden: Im vorgeheizten Ofen bei 250 °C etwa 810 Minuten garen. Nach dem Garen die Garnelen aus dem Ofen nehmen und sofort mit dem Bratensaft und etwas Emulsion servieren. Das Gericht mit Zitronenscheiben garnieren. Guten Appetit!

KALBSTREIFEN MIT ARTISCHOCKEN

Schwierigkeit: einfach

Personen: 4

Zubereitung: 10 Min

Kochen: 15 Min

Zutaten:

400 g Kalbfleischscheiben

2 Artischocken

1 Knoblauchzehe

1 Glas Weißwein

3 Esslöffel natives Olivenöl extra

1 Esslöffel gehackte Petersilie

Salz nach Geschmack. Pfeffer nach Geschmack.

1/2 Zitrone

Vorbereitung

Reinigen Sie zuerst die Artischocken, es sei

denn, Sie entscheiden sich für gefrorene. Schneiden Sie sie dann in eher dünne Scheiben, um die Garzeit zu vereinheitlichen, und geben Sie sie in eine mit Wasser und Zitrone gefüllte Schüssel. Die Fleischscheiben in 2 cm breite Streifen schneiden. In einer Pfanne das Öl mit der Knoblauchzehe erhitzen und das Fleisch anbraten. Dann die Artischocken dazugeben, mit Weißwein aufgießen und bei mittlerer Hitze 15 Minuten garen, bis sie weich sind. Bei Bedarf können Sie noch ein paar Esslöffel Wasser hinzufügen. Fast am Ende der Garzeit Salz und Pfeffer hinzufügen und mit gehackter frischer Petersilie würzen. Um eine cremigere Konsistenz zu erhalten, können Sie die Fleischstreifen in Mehl wenden, bevor Sie sie in der Pfanne bräunen. In diesem Fall ist es notwendig, etwas Wasser oder Brühe hinzuzufügen, um alles zu kochen und die Soße zu formen. Servieren Sie sie auf dem Tisch und genießen Sie Ihr Essen!

HACKBRATEN MIT ARTISCHOCKEN

Schwierigkeit: einfach

Personen: 4

Zubereitung: 20 Min

Kochen: 45 Min

Zutaten:

800 g Hackfleisch

2 Artischocken

3 Esslöffel Parmesan

50 g Semmelbrösel

1 Bio-Ei

2 Esslöffel Öl

1 Knoblauchzehe

Salz nach Geschmack.

Pfeffer nach Geschmack.

Vorbereitung

Reinigen Sie die Artischocken zunächst, indem Sie die äußerste Schicht des Stiels und die Spitzen entfernen. Entfernen Sie mit Hilfe eines Löffels auch den inneren Bart und schneiden Sie ihn anschließend in Scheiben. In einer Pfanne das Öl mit der Knoblauchzehe erhitzen, dann die Artischocken hinzufügen und bei schwacher Hitze 15 Minuten kochen lassen, mit Salz abschmecken. In der Zwischenzeit Hackfleisch, Parmesan, Ei, eine Prise Salz, eine Prise Pfeffer und die Semmelbrösel in einer Schüssel vermischen.

Auf einem Backpapier eine 1 cm dicke Schicht Fleisch ausbreiten, so dass eine rechteckige Form entsteht. Die Artischocken in der Mitte verteilen und mit dem Papier verschließen. Alle Kontaktstellen gut abdichten. Wickeln Sie den Hackbraten fest mit dem Backpapier ein und verschließen Sie ihn wie ein Bonbon mit zwei Schnurstücken. Im Ofen bei 200 °C 30 Minuten backen, aus dem Ofen nehmen und vor dem Schneiden abkühlen lassen. Servieren Sie es auf dem Tisch und genießen Sie Ihr Essen!

PUTENBRÖTCHEN GEFÜLLT MIT ZUCCHINI UND SCHINKEN

Schwierigkeit: einfach

Personen: 4

Zubereitung: 30 Min

Kochen: 20 Min

Zutaten:

3 große Scheiben Putenbrust

100 g dünner Schinken

2 Zucchini, Salz nach Geschmack.

Pfeffer nach Geschmack.

ein Glas trockener Weißwein

ein Glas Brühe

extra natives Olivenöl

nach Geschmack

Vorbereitung

Um das mit Zucchini und Schinken gefüllte Putenbrötchen zuzubereiten, nehmen Sie zunächst die Putenbrustscheiben, legen Sie sie auf ein Schneidebrett und lassen Sie sie auf einer Seite leicht überlappen. Die Schinkenscheiben und die zuvor gegrillten Zucchini darauf verteilen. Rollen Sie die Putenbrust auf und binden Sie die entstandene Rolle mit Küchengarn zusammen. Stellen Sie einen Topf mit dickem Boden auf den Herd, erhitzen Sie das Öl und braten Sie die Rolle auf beiden Seiten an. Den Weißwein angießen und, wenn die Flüssigkeit verdampft ist, mit der Brühe aufgießen. Mit dem Deckel abdecken und 20 Minuten garen, dabei die Rolle von Zeit zu Zeit wenden. Schalten Sie die Hitze aus und lassen Sie es abkühlen, bevor Sie die Schnur entfernen und Ihr gebratenes Truthahnbrötchen in Scheiben schneiden. Guten Appetit!

THUNFISCHFILET IN PISTAZIENKRUST

Schwierigkeit: einfach

Personen: 4

Zubereitung: 10 Min

Kochen: 10 Min

Zutaten:

800 g Thunfisch in 4 Filets

4 Esslöffel natives Olivenöl extra

200 g gehackte Pistazien

Salz nach Geschmack.

Pfeffer nach Geschmack.

Vorbereitung

Öl, Salz und Pfeffer in eine Schüssel geben und die gehackten Pistazien in eine andere. Schlagen Sie das Öl gut auf, um eine gut vermischte Mischung zu erhalten.

Mit einem Backpinsel ein Thunfischfilet
ohne Haut und Gräten von allen Seiten mit
dem aromatisierten Öl bestreichen. Geben
Sie es sofort in die gehackten Pistazien und
wenden Sie es so, dass es von allen Seiten
bedeckt ist. Mit den anderen Filets
wiederholen. Stellen Sie eine beschichtete
Pfanne auf den Herd und gießen Sie das von
der Marinade übriggebliebene Öl hinein.
Wenn es fertig ist, fetten Sie die Pfanne
jedoch mit einem Löffel Öl ein. Das Öl
erhitzen, dann die Filets darauflegen und
von jeder Seite 1 bis 2 Minuten braten. Je
nach Garzeit schmilzt der Fisch beim
Schneiden mehr oder weniger. Am Ende
muss das Innere nämlich noch rot sein,
während die Außenseite stärker gegart sein
muss. Ordnen Sie die Filets auf
Serviertellern an und servieren Sie sie auf
dem Tisch. Genießen Sie Ihr Essen!

SPINAT-OMELETTE
OHNE EIER

Schwierigkeit: einfach

Personen: 4

Zubereitung: 10 Min

Kochen: 30 Min

Zutaten:

180 g frischer Spinat

120 g Kichererbsenmehl

240 ml Wasser

1 Teelöffel Salz

1/2 Teelöffel Backpulver

1/2 Teelöffel Kurkuma

Natives Olivenöl extra

Vorbereitung

Kochen Sie zuerst den Spinat. Sie können sowohl frisch als auch gefroren verwendet werden, wichtig ist, dass das Vegetationswasser gut verdunsten kann. Nach dem Garen auf ein Schneidebrett legen und mit einem Messer zerkleinern. In einer Schüssel Kichererbsenmehl, Salz, Natron und eine Prise Kurkuma nach Geschmack vermischen, um die charakteristische leuchtend gelbe Farbe zu erhalten. Gießen Sie das Wasser langsam hinzu, bis ein Teig entsteht, und verrühren Sie ihn mit einem Schneebesen, um Klumpen zu vermeiden. Dann den Spinat hinzufügen und erneut vermischen. Eine beschichtete Pfanne mit 22 cm Durchmesser erhitzen und leicht einfetten. Dann den Teig einfüllen und auf jeder Seite 810 Minuten backen, dabei mit Hilfe eines Deckels oder eines Tellers wenden. Heiß oder bei Zimmertemperatur servieren. Guten Appetit!

CACCIATORA NACH GUINEA-ART MIT OLIVEN

Schwierigkeit: einfach

Personen: 4

Zubereitung: 15 Min

Kochen: 90 Min

Zutaten:

1 Perlhuhn, 1 kleine Zwiebel

2 Knoblauchzehen

1 Zweig Rosmarin

2 Salbeiblätter

1 Dose Tomatenmark

1 Glas trockener Weißwein

4 Esslöffel Öl

Salz nach Geschmack. Pfeffer nach Geschmack

Vorbereitung

Überprüfen Sie zunächst, ob das Perlhuhn sehr sauber ist, und bräunen Sie die Federn bei Bedarf auf dem Herd an. Spülen Sie es anschließend unter fließendem Wasser ab und trocknen Sie es mit Küchenpapier, bevor Sie es in Stücke schneiden. Zwiebel, Knoblauch, Rosmarin und Salbei fein hacken und in einer Pfanne mit Öl anbraten. Fügen Sie das Fleisch hinzu und fügen Sie, nachdem es von allen Seiten gebräunt ist, den Weißwein hinzu. Wenn Sie nicht mehr den Alkohol riechen, der aus den Dämpfen der Pfanne aufsteigt, fügen Sie das Tomatenmark und eine Prise Salz hinzu und beginnen Sie mit dem Garen des Fleisches, das anderthalb Stunden lang weitergaren wird. Gelegentlich umrühren und, falls die Soße zu sehr austrocknet, die Konsistenz mit heißem Wasser oder Brühe anpassen. Erst 10 Minuten vor Ende der Garzeit die grünen Oliven dazugeben. Heiß servieren. Guten Appetit!

TINTENFISCHE UND ARTISCHOCKEN

Schwierigkeit: einfach

Personen: 4

Zubereitung: 15 Min

Kochen: 30 Min

Zutaten:

800 g Tintenfisch

4 Artischocken

1 Knoblauchzehe

2 Sardellenfilets

1/2 Glas Weißwein

3 Esslöffel Olivenöl

Salz nach Geschmack.

Pfeffer nach Geschmack

1/2 Zitrone

1 Esslöffel gehackte Petersilie

Vorbereitung

Reinigen Sie zunächst die Artischocken: Entfernen Sie die Spitzen, die äußere Blattschicht und verdünnen Sie den Stiel. Entfernen Sie mit Hilfe eines Löffels auch den inneren Bart und fahren Sie dann mit dem Schneiden fort. Beachten Sie dabei, dass sie umso schneller garen, je feiner sie sind. Teilen Sie sie dann in vier Teile, dann noch einmal in zwei Hälften und geben Sie sie, sobald sie fertig sind, in eine Schüssel mit Wasser und Zitrone. In der Zwischenzeit das Öl mit der Knoblauchzehe und den Sardellenfilets in einer Pfanne erhitzen und unter Rühren schmelzen lassen.

Fügen Sie die Tintenfische hinzu (wenn es ganze Tintenfische sind, und schneiden Sie sie umgekehrt in Stücke) und kochen Sie sie 5 Minuten lang. Die Artischocken dazugeben, den Weißwein dazugeben und bei geschlossenem Deckel 20 Minuten garen, bis die Tintenfische weich sind. Geben Sie bei Bedarf ein paar Esslöffel Wasser hinzu, um alles zum Kochen zu bringen, und vergessen Sie nicht, zum Schluss Salz und Pfeffer hinzuzufügen. Heiß servieren, mit einer Prise frisch gehackter Petersilie bestreuen. Guten Appetit!

BLUMENKOHL-BURGER

Schwierigkeit: einfach

Personen: 4

Zubereitung: 15 Min

Kochen: 30 Min

Zutaten:

1 mittelgroßer Blumenkohl

1 Ei

100 g Semmelbrösel

2 EL

geriebener Parmesan

Natives Olivenöl extra

Salz nach Geschmack.

aromatische Kräuter nach Geschmack
(optional)

Vorbereitung

Entfernen Sie zunächst die Blumenkohlröschen und spülen Sie diese unter fließendem Wasser ab. Dann einen Topf mit Salzwasser zum Kochen bringen und 1015 Minuten kochen, bis sie weich sind. Dann abtropfen lassen und in eine Schüssel geben. Zerdrücken Sie sie mit einer Gabel und lassen Sie sie abkühlen, bevor Sie mit der Zubereitung fortfahren. Jetzt müssen nur noch das Ei, die Semmelbrösel, der Parmesan und eventuell die Gewürze oder aromatischen Kräuter hinzugefügt werden. Mischen, bis eine leicht klebrige Masse entsteht, die leicht klebt. Wenn nicht, fügen Sie nach und nach weitere Semmelbrösel hinzu. Geben Sie Burger in jeder gewünschten Größe. Eine beschichtete Pfanne erhitzen, leicht einfetten und die Blumenkohlburger auf jeder Seite 5 Minuten braten, dabei nach der Hälfte der Garzeit vorsichtig wenden. Anschließend servieren Sie sie nach dem Abkühlen mit einer Beilage Ihrer Wahl. Guten Appetit!

GEFÜLLTE ARTISCHOCKEN

OHNE FLEISCH

Schwierigkeit: einfach

Personen: 4

Zubereitung: 30 Min

Kochen: 40 Min

Zutaten:

8 große Artischocken

60 g Semmelbrösel

80 g geriebener Käse

extra natives Olivenöl nach Geschmack

Petersilie nach Geschmack

Gemüsebrühe nach Geschmack

Salz und Pfeffer nach Geschmack.

1 Knoblauchzehe, 1 Zitrone

Vorbereitung

Zuerst die Artischocken putzen. In diesem Fall müssen Sie jedoch den harten (oder dornigen) Teil entfernen, den Stiel abschneiden und das Gemüse dann ganz lassen, damit es gefüllt werden kann. Durch Drücken mit den Fingern eine Rille in der Mitte formen und auch den Kern der Artischocken entfernen. Anschließend während der Zubereitung der Füllung die Artischocken in einer Schüssel mit Wasser und Zitronensaft belassen, damit sie nicht schwarz werden. Bereiten Sie nun in einer Schüssel die Füllung für die gefüllten Artischocken vor. 2/3 der Semmelbrösel mit dem Käse vermischen. Dann die Petersilie und die Knoblauchzehe ohne Stein fein hacken (wer es nicht mag, kann den Knoblauch auch einfach weglassen)

und mit Öl, Salz, Pfeffer und ein paar
Tropfen Zitrone nach Geschmack in die
Schüssel geben. Alles vermischen und als
Füllung verwenden. Füllen Sie die
Artischocken mit der zuvor zubereiteten
Mischung und stellen Sie sicher, dass sie
ausreichend feucht ist. Legen Sie sie dann
mit den restlichen Semmelbröseln und etwas
Öl auf ein antihaftbeschichtetes Backblech
oder eine Auflaufform und backen Sie sie bei
180 °C etwa 2025 Minuten lang . Sollte das
zweite vegetarische Gericht zu trocken
werden, beträufeln Sie es mit ein oder zwei
Schöpflöffeln heißer Gemüsebrühe. Guten
Appetit!

KAROTTENPFANNKUCHEN

Schwierigkeit: einfach,

Personen: 4

Zubereitung: 30 Min

Kochen: 5 Min

Zutaten:

4 Karotten, 2 Eier

2 Esslöffel 0 Mehl

2 Esslöffel geriebener Parmesan

3 Esslöffel gehackte Petersilie

1/4 weiße Zwiebel

Sonnenblumenkernöl nach Geschmack

Salz nach Geschmack.

Pfeffer nach Geschmack.

Vorbereitung

Die Karotten putzen, schälen, waschen und mit dem Mixer zerkleinern, dann in eine große Schüssel geben. Ein Viertel der weißen Zwiebel ebenfalls putzen und ebenfalls im Mixer zerkleinern. Die gehackte Zwiebel zu den Karotten geben und mit einem Löffel vermischen, um diese Zutaten besser zu vermischen. Separat die Eier mit dem Mehl und dem geriebenen Grana Padano verquirlen. Mit Salz und Pfeffer würzen und kräftig schlagen, um Klumpenbildung zu vermeiden. Gehackte Karotten und Petersilie dazugeben. Gut vermischen, um alle Zutaten zu vereinen. Nehmen Sie eine Pfanne mit flachem Boden und erhitzen Sie 23 Esslöffel Sonnenblumenöl auf dem Herd.

Gießen Sie die Karottenmischung mit einem Löffel hinein, sodass gleichmäßig verteilte Pfannkuchen entstehen. In kochendem Öl etwa 34 Minuten kochen lassen, dann die Pfannkuchen mit einem Pfannenwender wenden. Auf der anderen Seite weiterbraten, um eine gleichmäßige Bräunung zu erreichen. Übertragen Sie die gekochten Pfannkuchen auf einen mit Papiertüchern bedeckten Teller. Weiter kochen, bis der Teig aufgebraucht ist. Servieren Sie die Pfannkuchen heiß und genießen Sie Ihr Essen!

HÜHNENSPIEBE MIT SOJA

Schwierigkeitsgrad: einfach:

Personen: 4

Zubereitung: 20 Min

Kochen: 15 Min

Zutaten:

600 g Hähnchenbrust

50 ml Sojasauce

10 g Zucker

25 ml Weißwein

5 g 00-Mehl

Vorbereitung

Beginnen Sie damit, die Hähnchenbrust unter fließendem kaltem Wasser zu waschen. In Würfel schneiden, dabei alle Knochen und Fettteile des Fleisches entfernen.

Formen Sie die Spieße und bereiten Sie die Sojaglasur zu. In einer Schüssel die Sojasauce mit Zucker, Wein und gesiebtem Mehl vermischen. In einen Topf geben und auf die Hitze stellen. Bei mittlerer Hitze unter ständigem Rühren kochen, bis sich der Zucker vollständig aufgelöst hat. Eindicken lassen und die Spieße dann von allen Seiten mit der Soße bestreichen. Legen Sie die Spieße auf ein mit Backpapier ausgelegtes Backblech und garen Sie sie im vorgeheizten Backofen bei 200 °C 20 Minuten lang (die letzten 5 Minuten im Grillmodus). Achten Sie darauf, sie nach der Hälfte der Garzeit zu wenden, um ein gleichmäßiges Garen zu gewährleisten. Aus dem Ofen nehmen und die Hähnchenspieße servieren. Guten Appetit!

FLEISCHBÄLLCHEN MIT AUBERGINEN UND LINSEN

Schwierigkeit: leicht, Personen: 4

Zubereitung: 20 Min

Kochen: 35 Min

Zutaten:

2 Zucchini

250 g rote Linsen

1 Karotte.

1 Schalotte

Maismehl nach Geschmack,

Salz nach Geschmack.

extra natives Olivenöl nach Geschmack

Schälen Sie zunächst die Zucchini, spülen Sie sie dann unter einem kalten Strahl ab, trocknen Sie sie und dämpfen Sie sie, um sie weicher zu machen. In einem anderen Topf die Linsen gemäß den Anweisungen auf der Packung kochen. Schalotte und Karotte mit dem Mixer fein hacken. Nach dem Garen die Linsen und Zucchini vermischen, bis eine glatte Masse entsteht. Die gehackte Karotte und die Schalotte dazugeben und mit Salz würzen. Mit nassen Händen oder mit Hilfe eines Löffels Kugeln formen, in Maismehl wälzen und auf ein mit Backpapier ausgelegtes Backblech legen. Die Linsenbällchen ohne Kartoffeln mit etwas Öl bestreichen und im vorgeheizten Backofen bei 180 °C 15 Minuten garen. Nach dem Garen aus dem Ofen nehmen und die gebackenen veganen Linsenfleischbällchen mit einer Beilage Gemüse im Salat servieren – guten Appetit!

BLUMENKOHLKOTELETTS

Schwierigkeit: einfach

Personen: 4

Zubereitung: 15 Min

Kochen: 15 Min

Zutaten:

1 Blumenkohl

Mehl nach Geschmack

2 Eier

Semmelbrösel nach Geschmack

Salz nach Geschmack.

Samenöl zum Braten nach Geschmack

Vorbereitung

Reinigen Sie den Blumenkohl zunächst, indem Sie die Blätter entfernen und ihn unter fließendem Wasser waschen. Mit einem scharfen Messer in etwa fingerdicke Scheiben schneiden. Tauchen Sie sie zuerst in das Mehl, dann in die leicht gesalzenen verquirlten Eier und schließlich in die Semmelbrösel. Wenn sie fertig sind, legen Sie sie auf einen Teller. In einer Pfanne einen Tropfen Samenöl erhitzen und die panierten Blumenkohlscheiben unter gelegentlichem Wenden insgesamt 15 Minuten braten. Sobald sie fertig sind, lassen Sie sie mit einem Schaumlöffel abtropfen und legen Sie sie vor dem Servieren auf saugfähiges Papier. Um die gebackenen Blumenkohlkoteletts zuzubereiten, legen Sie diese paniert auf ein mit Backpapier ausgelegtes Backblech. Mit etwas Öl würzen und 35 Minuten bei 180 °C garen. Auf dem Tisch serviert, genießen Sie Ihr Essen!

OMELETTE MIT FAVA-BOHNEN ERBSEN UND GRÜNEN BOHNEN

Schwierigkeit: einfach

Personen: 4

Zubereitung: 10 Min

Kochen: 30 Min

Zutaten:

200 g Saubohnen

200 g Erbsen

200 g grüne Bohnen

5 Bio-Eier

50 g geriebener Käse

1 Knoblauchzehe

Gemüsebrühe nach Geschmack

Salz nach Geschmack. Pfeffer nach Geschmack.

extra natives Olivenöl nach Geschmack

Vorbereitung

Nehmen Sie zunächst die Erbsenschoten, nehmen Sie sie alle vorsichtig heraus und geben Sie sie dann in eine Schüssel. Verfahren Sie genauso mit den Bohnen und geben Sie diese in einen anderen Behälter. Die grünen Bohnen gut waschen, die Enden entfernen und in eine dritte Schüssel geben. Schälen Sie den Knoblauch, nehmen Sie eine beschichtete Pfanne mit einem Durchmesser von 22 cm und geben Sie einen Schuss Öl hinzu, braten Sie ihn an. Wenn letzteres goldbraun erscheint, nehmen Sie es heraus, geben Sie die Erbsen in die Pfanne und lassen Sie sie 5 Minuten kochen. Nach Ablauf der Zeit eine Kelle Gemüsebrühe hinzufügen, die Saubohnen hineingeben und weitere 5 Minuten einweichen lassen. Fügen Sie eine weitere Kelle Brühe hinzu und fügen Sie auch die grünen Bohnen hinzu.

Alles mit Salz und Pfeffer würzen und weitere 10 Minuten kochen lassen, dabei die Brühe verdampfen lassen, ohne mit dem Rühren aufzuhören. Wenn das Gemüse gar ist, schalten Sie den Herd aus, nehmen Sie eine Schüssel, schlagen Sie die Eier mit Salz und Pfeffer und fügen Sie den geriebenen Käse hinzu. Das warme Gemüse zur Ei-Käse-Mischung geben und glatt rühren. Geben Sie einen weiteren Schuss Öl in die Pfanne, in der Sie das Gemüse gekocht haben, gießen Sie die Mischung hinein und decken Sie sie mit einem Deckel ab. Etwa fünf Minuten kochen lassen. Sobald die Masse einzudicken beginnt, wenden Sie das Omelett und lassen Sie es weitere fünf Minuten kochen. Das Omelett mit Saubohnen, Erbsen und grünen Bohnen in der Pfanne ist endlich zum Genießen bereit. Guten Appetit!

LINSENBURGER

Schwierigkeit: einfach

Personen: 2

Zubereitung: 10 Min

Kochen: 10 Min

Zutaten:

200g Linsen aus der Dose

1 Scheibe Vollkornbrot

1 Zwiebel

1/2 Karotte

extra natives Olivenöl nach Geschmack

Salz nach Geschmack. Pfeffer nach Geschmack.

1 Teelöffel süßer Paprika

Vorbereitung

Bereiten Sie ein Sauté mit fein gehackten Karotten und Zwiebeln vor. Kochen Sie sie mit Olivenöl und fügen Sie die Linsen hinzu. Fünf Minuten mit Salz und Pfeffer würzen, dann den Herd ausschalten. Das in Wasser eingeweichte Vollkornbrot in einem Mixer zerkleinern und zusammen mit den Linsen pürieren. Fügen Sie das Paprikapulver und einen Schuss natives Olivenöl extra hinzu. Nochmals mixen, bis eine ziemlich kompakte Masse entsteht. Bearbeiten Sie die erhaltene Mischung mit Ihren Händen und geben Sie ihr die klassische Form vieler runder Scheiben. Erhitzen Sie eine beschichtete Pfanne, fetten Sie sie mit etwas Öl ein und kochen Sie Ihre Burger. Auf jeder Seite ein paar Minuten anbraten, sodass eine Kruste entsteht. Fertig sind die Linsenburger! Sie können sie mit einem Salat aus rohen Karottenblättern, gewürzt mit Öl, Salz, Zitrone und Chilischote, begleiten oder sie in einem Sandwich mit Salat, Zwiebeln und Tomaten genießen. Guten Appetit!

MEXIKANISCHE VEGETARISCHE ENCHILADAS MIT BOHNEN UND GEMÜSE

Schwierigkeit: einfach

Personen: 4

Zubereitung: 30 Min

Kochen: 40 Min

Zutaten:

2 Dosen schwarze Bohnen

1 rote Paprika

100g Dosenmais

1 Dose geschälte Tomaten, 1 Zwiebel

1 Teelöffel Kreuzkümmel

Chilischote nach Geschmack

200 g Cheddar-Käse

1 Knoblauchzehe

Tortillas mit nativem Olivenöl extra nach Geschmack

Vorbereitung

Waschen Sie zunächst die Paprika, entfernen Sie das Kerngehäuse, die Kerne und die inneren Fasern und schneiden Sie sie auf jeder Seite in etwa einen halben Zentimeter große Stücke. Das Öl in einem Topf erhitzen und die gehackte Zwiebel zusammen mit einer Prise Salz mit einem Messer anbraten. Dann den Pfeffer und den gut abgetropften Mais dazugeben und 1015 Minuten kochen lassen. Die Bohnen abtropfen lassen und zum Gemüse geben, mit Kreuzkümmel würzen und alles mit etwas Chili leicht scharf würzen. 5 Minuten gehen lassen. In der Zwischenzeit den Knoblauch hacken und mit Öl und Chili in einer separaten Pfanne anbraten.

Fügen Sie die Tomaten hinzu und zerdrücken Sie sie mit einer Gabel. Kochen Sie alles etwa zehn Minuten lang. Mit Salz abschmecken und alles mit einem Stabmixer pürieren. Nachdem alle Zutaten bereit sind, müssen Sie nur noch alles zusammenstellen: Die Füllung auf die Tortillas verteilen und diese aufrollen. Wenn sie fertig sind, legen Sie sie mit der Dichtung nach unten in eine Auflaufform. Verteilen Sie die zuvor zubereitete Soße und ergänzen Sie den geriebenen Käse mit einer Reibe mit großen Löchern. Sie können alles verwenden, was Sie möchten, solange es klebrig ist. Anschließend 20 Minuten bei 200 °C backen und heiß servieren, nach Belieben mit frisch gehackter Petersilie abschmecken. Guten Appetit!

PFEFFER-ZUCCHINI-OMELETTE

Schwierigkeit: einfach

Person: 4

Zubereitung: 15 Min

Kochen: 30 Min

Zutaten:

1 Zucchini

1 rote Paprika

6 Bio-Eier

3 Esslöffel Parmesan

2 Esslöffel Milch

extra natives Olivenöl nach Geschmack

Verkauf nach Geschmack, Pfeffer nach Geschmack

Vorbereitung

Waschen Sie zunächst das Gemüse gut. Entfernen Sie die Enden der Zucchini, schneiden Sie sie der Länge nach in zwei Hälften und dann in Stücke. Reinigen Sie auch die Paprika von den Kernen und den inneren weißen Fäden, schneiden Sie sie in 4 Scheiben und schneiden Sie sie dann in eher dünne Streifen. Einen großzügigen Schuss Öl in einer 24-cm-Pfanne erhitzen, das Gemüse dazugeben und bei starker Hitze etwa zehn Minuten anbraten. Zum Schluss noch mit Salz und Pfeffer würzen. Separat die Eier mit Salz, Parmesan und einem oder zwei Löffeln Milch verquirlen. Über das Gemüse gießen und mit dem Deckel verschließen. Lassen Sie das Omelett 10 Minuten lang bei mittlerer Hitze garen. Sobald die Oberfläche leicht eingedickt ist, wenden Sie es mit Hilfe eines Tellers oder des Deckels um. Noch ein paar Minuten weiterkochen und servieren. Guten Appetit!

KARTOFFEL-SCHINKEN-KUCHEN

Schwierigkeit: einfach

Personen: 4

Zubereitung: 10 Min

Kochen: 30 Min

Zutaten:

1 kg Kartoffeln

2 Bio-Eier

150 Gramm Mozzarella

150 g Kochschinken

50 g geriebener Parmesan

30 g Butter, Salz nach Geschmack

Pfeffer nach Geschmack,

Semmelbrösel nach Geschmack

Vorbereitung:

Legen Sie die Kartoffeln zunächst in kochendes Wasser und lassen Sie sie etwa 20 Minuten kochen. Nach Ablauf der Zeit abtropfen lassen, schälen und sofort anschließend mit einem Kartoffelstampfer zerstampfen. Das erhaltene Püree in eine große Schüssel geben und mit Pfeffer, Salz und Parmesan würzen. Gut vermischen, Eier und Butter dazugeben, ohne die Zutaten zu vermischen. Wenn die Mischung gut vermischt ist, nehmen Sie ein mit Backpapier ausgelegtes Backblech und verwenden Sie die Hälfte davon als erste Schicht. Mozzarella und Schinken würfeln, in die Pfanne geben und mit der anderen Hälfte der Kartoffelmischung bedecken. Alles mit Semmelbröseln bedecken und im vorgeheizten Backofen bei 180°C etwa 30 Minuten garen. Nach dieser Zeit den Kartoffelflan mit Kochschinken und Käse aus dem Ofen nehmen und noch heiß servieren, guten Appetit!

KABELJAU MIT BIRNEN

Schwierigkeit: einfach

Personen: 4

Zubereitung: 15 Min

Kochen: 40 Min

Zutaten:

1 kg eingeweichter Kabeljau

700 g reife Birnen

700 g Kartoffeln

50 g entkernte grüne Oliven

20 g Kapern

20 g Rosinen

20 g Pinienkerne

100 g Tomatenpüree

Petersilie nach Geschmack, Chili nach Geschmack

Olivenöl nach Geschmack

Salz nach Geschmack. Pfeffer nach Geschmack.

Vorbereitung

Kabeljau mit Birnen Nehmen Sie den Kabeljau, schneiden Sie ihn in etwa gleich große Scheiben, legen Sie ihn in einen Topf, bedecken Sie ihn mit kaltem Wasser und stellen Sie ihn auf den Herd. Den Deckel schließen, die Hitze reduzieren und 10 Minuten kochen lassen. Den Fisch abtropfen lassen und gut abtropfen lassen. Nehmen Sie die Kartoffeln, schälen Sie sie, waschen Sie sie und schneiden Sie sie in nicht zu dicke Scheiben. Die Birnen ebenfalls putzen und in Würfel schneiden. Ein paar Esslöffel Öl in einen Topf geben, Kartoffeln und Birnen dazugeben und je nach Geschmack mit etwas Chili würzen.

Bei mittlerer Hitze einige Minuten würzen lassen. Dann die in Scheiben geschnittenen oder gehackten Oliven, die einige Minuten eingeweichten und gut ausgedrückten Rosinen, die Pinienkerne, die gehackte Petersilie und das Tomatenpüree hinzufügen. Befeuchten Sie alles mit etwas Wasser (etwa einem halben Glas) und kochen Sie es nach dem Kochen etwa zwanzig Minuten lang. Nach dieser Zeit den in Würfel geschnittenen Kabeljau dazugeben, die Hitze reduzieren und gelegentlich umrühren. Nach dem Garen mit Pfeffer bestreuen und bei Bedarf mit Salz abschmecken. Sofort servieren, guten Appetit!

MEERESFRÜCHTER SALAT MIT MUSCHELN UND SELLERIE

Schwierigkeit: einfach

Personen: 4

Zubereitung: 10 Min

Kochen: 10 Min

Zutaten:

2 kg Muscheln

1 großer ganzer Sellerie

extra natives Olivenöl nach Geschmack

1 unbehandelte Zitrone

schwarzer Pfeffer nach Geschmack

Salz nach Geschmack.

Vorbereitung

Mit diesem einfachen und schnellen Rezept können Sie eine neue Version des klassischen Meeresfrüchtesalats mit Muscheln und Sellerie genießen. Das Wichtigste ist, dass die Muscheln richtig gereinigt werden: Befreien Sie sie dann aus ihrem Konservierungsnetz und waschen Sie sie unter fließendem Wasser, wobei Sie eine Muschel nach der anderen gut auskratzen. Beschädigte Muscheln entfernen. In der Zwischenzeit einen sehr großen, geräumigen Topf auf den Herd stellen und reichlich Wasser hinzufügen. Sobald Sie alle Muscheln gereinigt und vorbereitet haben, werfen Sie sie in die Pfanne und kochen Sie sie etwa 10 Minuten lang.

Minuten ziehen lassen, dann abtropfen lassen und abkühlen lassen. Dabei darauf achten, alle noch geschlossenen Schalen zu entfernen. Während die Muscheln abkühlen, den Sellerie putzen, den zähesten und fadenziehenden Teil entfernen und ihn in nicht zu dünne Scheiben schneiden. Drücken Sie separat den Saft einer ganzen, gewaschenen und möglicherweise unbehandelten Zitrone mit einer Reibe aus, um eine kleine Menge feiner Schale aus der Schale zu erhalten. Nehmen Sie eine große Schüssel, fügen Sie den Sellerie hinzu, würzen Sie ihn mit nativem Olivenöl extra, Salz, Pfeffer und Zitronensaft und vermischen Sie ihn dann gut. Nehmen Sie die nun heißen Muscheln und geben Sie sie zum gewürzten Sellerie, mischen Sie sie erneut und verfeinern Sie sie anschließend mit der Zitronenschale. Das Gericht ist fertig und die Zugabe von Zitronenschale ist perfekt, genießen Sie Ihr Essen!

SCHWEINEFILET MIT PFIRSICH

Schwierigkeit: einfach

Personen: 4

Zubereitung: 30 Min

Kochen: 20 Min

Zutaten:

1 Schweinefilet

6 wunderschöne reife Pfirsiche

aber nicht zu weich

aromatische Kräuter nach Geschmack

1 Teelöffel Joghurt

ungesüßtes Weiß

getrockneter Thymian nach Geschmack

Salz nach Geschmack. Pfeffer nach Geschmack.

Vorbereitung

Zuerst die Pfirsiche gut waschen, halbieren, den Kern entfernen, dann die Pfirsiche in Spalten und dann in Würfel schneiden. Vier in Spalten geschnittene Pfirsiche mit dem Thymian in eine große Auflaufform geben, dann das in Medaillons geschnittene Schweinefilet dazugeben, mit Öl, Salz und Pfeffer würzen, mit Frischhaltefolie abdecken und eine Stunde im Kühlschrank ruhen lassen. Nachdem das Fleisch geruht hat, einen Schuss Öl in eine Pfanne mit niedrigem Rand gießen, auf den Herd stellen und erhitzen. Die Schweinemedaillons auf jeder Seite 45 Minuten anbraten, dann die Pfirsichstücke aus der Marinade dazugeben und noch ein paar Minuten anbraten. Die beiden anderen Pfirsiche mit dem Joghurt vermischen und das Filet nach Belieben mit den gegrillten Pfirsichen und der Soße servieren. Guten Appetit!

AUBERGINEN GEFÜLLTE MIT THUNFISCH

Schwierigkeit: einfach

Personen: 4

Zubereitung: 30 Min

Kochen: 10 Min

Zutaten:

4 Auberginen

500 g Kirschtomaten

1 Knoblauchzehe

4 Esslöffel Olivenöl

400 g Thunfisch aus der Dose

2 Esslöffel eingelegte Kapern

Salz nach Geschmack. Basilikum nach Geschmack

80 g geriebener Pecorino

100 g Scamorza

Vorbereitung

des Rezepts für mit Thunfisch gefüllte Auberginen Beginnen Sie damit, das Gemüse sorgfältig zu waschen und zu trocknen. Entfernen Sie das obere Ende, das zäh ist, und schneiden Sie sie der Länge nach in zwei gleiche Teile. Entfernen Sie mit einem Teelöffel oder einem scharfen Messer das gesamte Fruchtfleisch von den Auberginen und lassen Sie dabei einen 1 cm breiten Rand frei. Sammeln Sie das Fruchtfleisch auf einem Backbrett und hacken Sie es mit einem Messer grob. Erhitzen Sie eine beschichtete Pfanne und geben Sie das Gemüsemark hinein. Während des Kochens gelegentlich umrühren. Wenn es anfängt zu bräunen, Salz hinzufügen und mit zwei Esslöffeln Öl bedecken. Nach dem Garen ausschalten. Kochen Sie die Auberginenschalen in einem Topf mit Salzwasser 3 Minuten lang bei mäßiger Hitze. Den Thunfisch auf einen Teller geben und in Stücke brechen.

Kirschtomaten waschen und würfeln, Kapern hacken und Scamorza würfeln. Diese Zutaten zusammen mit dem gekochten Auberginenmark zum Thunfisch geben und vermischen. Geben Sie zwei Esslöffel Öl in eine Pfanne und fügen Sie eine Knoblauchzehe hinzu. Die Gewürze in die Auberginenschalen verteilen und diese in die Pfanne geben. Mit Salz würzen und mit geriebenem Pecorino bestreuen, mit einem Deckel abdecken und 5 Minuten bei schwacher Hitze kochen lassen. Nach dem Garen ausschalten und mit Basilikumblättern garniert servieren. Guten Appetit!

PAPRIKA GEFÜLLT MIT QUINOA UND GEMÜSE

Schwierigkeit: einfach

Personen: 10

Zubereitung: 20 Min

Kochen: 40 Min

Zutaten:

8 runde rote und gelbe Paprika

810 Esslöffel Quinoa (glutenfrei)

810 Esslöffel Bulgur

16 entkernte grüne Oliven

2 kleine Paprika, 2 Zucchini

Extra natives Olivenöl, Salz nach Geschmack.

Vorbereitung

**Mit Quinoa gefüllte Paprika ohne Fleisch
Um vegetarische gefüllte Paprika
zuzubereiten, bedenken Sie zunächst, dass
Bulgur Gluten enthält und daher nicht für
Zöliakiekranke geeignet ist. Bei Bedarf
können Sie auch nur das Quinoa verwenden
oder es durch ein anderes Müsli ersetzen.
Kochen Sie das Müsli gemäß den
Anweisungen auf den Packungen. Zucchini
und Chilischote in Würfel schneiden, Oliven
in Scheiben schneiden. Das Müsli abgießen
und das Gemüse dazugeben. Schneiden Sie
die Paprika ab, indem Sie den Deckel
abnehmen (halten Sie ihn beiseite, um ihn zu
verschließen) und entfernen Sie die Kerne
und den inneren weißen Teil. Füllen Sie sie
nach Belieben mit Öl und Salz und
verschließen Sie sie mit den Gemüsedeckeln.**

Legen Sie die Paprika in eine Schüssel in den Ofen und kochen Sie sie etwa 2025 Minuten lang, bis sie zusammenfallen. Wenn Sie kleinere Paprikaschoten verwenden, denken Sie daran, dass diese natürlich in kürzerer Zeit garen, obwohl das natürlich alles von Ihrem Geschmack abhängt. Umgekehrt kann sich die Garzeit bei größeren Paprikaschoten um einige Minuten verlängern. Es ist deine Entscheidung. Servieren Sie Ihre leichten gefüllten Paprikaschoten heiß. Guten Appetit!

HUHN MIT PAPRIKA

Schwierigkeit: einfach

Personen: 4

Zubereitung: 15 Min

Kochen: 45 Min

Zutaten:

1,5 kg Hähnchenbrust und -flügel

3 gelbe und rote Paprika

2 Tomaten

2 Knoblauchzehen

1 Glas Weißwein

extra natives Olivenöl nach Geschmack

Salz nach Geschmack. Pfeffer nach Geschmack,

Petersilie nach Geschmack

1/2 Esslöffel Zucker

Vorbereitung

Reinigen Sie zunächst Ihre gelben und roten Paprikaschoten, entfernen Sie den Stiel, die Kerne und alle inneren weißen Teile und schneiden Sie sie dann in Streifen. Die Kirschtomaten ebenfalls waschen und in Stücke schneiden. Wenn Sie Zeit haben, entfernen Sie die Haut von den Tomaten, da diese beim Kochen von der Haut schmelzen und daher unangenehm im Mund sein können. Die Vorgehensweise ist ganz einfach: kreuzweise aufschneiden, nur 30 Sekunden in kochendes Wasser tauchen und dann mit einem Schaumlöffel abtropfen lassen. Lassen Sie sie abkühlen und achten Sie darauf, dass sich die Haut sofort ablöst. Legen Sie das Hähnchen in eine beschichtete Pfanne, nachdem Sie einige Esslöffel natives Olivenöl extra und zwei Knoblauchzehen erhitzt haben.

Das Braun bildet die äußere Kruste des Fleisches. Wenn die Temperatur hoch ist, fügen Sie ein Glas Weißwein hinzu und fügen Sie die Paprika und Kirschtomaten hinzu. Mit Salz und Pfeffer abschmecken und einen halben Teelöffel Zucker hinzufügen, um die Säure der Tomate zu entfernen. Auf Wunsch können Sie auch aromatische Kräuter zum Kochen hinzufügen. Mindestens 45 Minuten mit Deckel garen und nach der Zubereitung kochend heiß mit frischer Petersilie servieren. Unser Huhn ist fertig. Guten Appetit!

STÖRTUTHAHN MIT GEMÜSE

Schwierigkeit: leicht, Personen: 4

Zubereitung: 10 Min

Kochen: 90 Min

Zutaten:

1 kg Truthahn

Salz nach Geschmack. Pfeffer nach Geschmack.

1 Stange Sellerie, 1 Karotte

100 g rote Bohnen

1 Zweig Salbei und Rosmarin nach Geschmack

5 Nelken, Muskatnuss nach Geschmack

Vorbereitung

Nehmen Sie das Putenstück, waschen und reinigen Sie das Fleisch innen und außen und entfernen Sie die Eingeweide.

Sie können Ihren Metzger bitten, das Fleisch
zu reinigen. Legen Sie ein dünnes Tuch und
ein Küchentuch aus und legen Sie das Fleisch
darauf. Komplettiert mit aromatischen
Kräutern wie Salbei, Nelken, Rosmarin,
Muskatnuss und Pfeffer. Das Gemüse und
die Hülsenfrüchte wie rote Bohnen, Karotten
und Sellerie putzen, waschen und ebenfalls
hinzufügen. Mit Salz würzen und mit einem
Tuch abdecken. Füllen Sie einen Topf mit
Wasser und salzen Sie es. Tauchen Sie den
Truthahn hinein und kochen Sie ihn
eineinhalb Stunden lang auf der Hitze. Nach
Ablauf der Garzeit alles auf einen Rost legen.
Lassen Sie den Inhalt vollständig abkühlen.
Als nächstes öffnen Sie das Handtuch und
legen den Truthahn auf eine Servierplatte,
um ihn in Portionen zu schneiden. Entfernen
Sie dabei auch die Knochen. Alternativ
können Sie es auch am gesamten Tisch
präsentieren. Das Fruchtfleisch auf Teller
verteilen und mit dem Gemüse servieren.
Guten Appetit!

HÜHNERROLLEN MIT PESTO

Schwierigkeit: einfach

Personen: 4

Zubereitung: 15 Min

Kochen: 20 Min

Zutaten:

8 Scheiben Hähnchenbrust

150 g genuesisches Pesto

Semmelbrösel nach Geschmack

Olivenöl nach Geschmack

Mehl nach Geschmack

Salz nach Geschmack.

Pfeffer nach Geschmack.

Vorbereitung

Einige Hähnchenröllchen mit Pesto. Nehmen Sie die Hähnchenscheiben, legen Sie sie auf ein Schneidebrett und zerdrücken Sie sie leicht mit einem Fleischhammer. Die Scheiben großzügig mit genuesischem Pesto bestreichen. Rollen Sie die Scheiben auf und befestigen Sie sie mit Hilfe von Zahnstochern, sodass die Fleischränder nicht abgedeckt werden. Nun etwas Semmelbrösel und Mehl auf einen Teller geben, mit Salz und Pfeffer würzen und vermischen. Tauchen Sie die Hähnchenröllchen in die Brot-Mehl-Mischung, bis sie vollständig bedeckt sind. Nehmen Sie ein Backblech und fetten Sie den Boden mit ein paar Esslöffeln Öl ein. Stellen Sie die Pfanne auf den Herd, erhitzen Sie das Öl bei schwacher Hitze und legen Sie die Brötchen darauf. Weitergaren, bis das Fleisch goldbraun ist. Wenn Sie eine leichte Soße erhalten möchten, können Sie während des Kochens einen Tropfen Wasser hinzufügen, eine echte Delikatesse. Genießen Sie Ihr Essen!

HERZHAFTER KUCHEN MIT GRÜNE BOHNEN UND ZUCCHINE

Schwierigkeit: einfach

Personen: 8

Zubereitung: 15 Min

Kochen: 55 Min

Zutaten:

6 Bio-Eier

120 g 00-Mehl

400 g Zucchini

150 g grüne Bohnen

300 g streichfähiger Käse

80 g geriebener Parmesan

1 Knoblauchzehe

1 Päckchen Hefe für herzhafte Kuchen

extra natives Olivenöl nach Geschmack

Salz nach Geschmack. Pfeffer nach Geschmack.

Vorbereitung

des herzhaften Kuchens mit grünen Bohnen und Zucchini. Beginnen Sie damit, die grünen Bohnen zu waschen, zu putzen und sie dann in Stücke zu schneiden. Waschen Sie auch die Zucchini, schneiden Sie ein paar Scheiben ab, um sie beiseite zu legen, und reiben Sie den Rest, indem Sie ihn in eine Schüssel geben. Nehmen Sie eine beschichtete Pfanne, fetten Sie sie mit etwas Öl ein und braten Sie den Knoblauch nach dem Schälen an. Wenn der Knoblauch goldbraun erscheint, die gehackten grünen Bohnen in die Pfanne geben und 5 Minuten kochen lassen, dann auf einem Teller ohne Knoblauch abkühlen lassen. Nehmen Sie eine große Schüssel und vermischen Sie die Eier mit Parmesan, Mehl, Hefe und geriebenen Zucchini. Alle Zutaten vermischen und den Käse und die grünen Bohnen hinzufügen. Alles mit Salz und Pfeffer würzen und weiter mixen, bis die Masse glatt und homogen erscheint. Nehmen Sie eine Backform mit 22 cm Durchmesser, bemehlen Sie sie und gießen Sie die Mischung hinein. Die zuvor beiseite gelegten Zucchinischeiben leicht bemehlen und auf die Masse legen. Alles im vorgeheizten Backofen bei 180°C garen und ca. 45 Minuten ruhen lassen. Nach Ablauf der Zeit den Kuchen aus dem Ofen nehmen und vor dem Servieren einige Minuten abkühlen lassen. Guten Appetit!

SALAT AUS MOSCARDINI UND GRÜNEN BOHNEN

Schwierigkeit: einfach

Personen: 4

Zubereitung: 10 Min

Kochen: 35 Min

Zutaten:

800 g grüne Bohnen

300 g Oktopus

150 g Thunfisch in Öl

1 Knoblauchzehe

extra natives Olivenöl nach Geschmack

Essig nach Geschmack, Zitrone nach Geschmack

Chilischote nach Geschmack

Salz nach Geschmack. Pfeffer nach Geschmack.

Vorbereitung

Für das Rezept für Oktopus-Grünbohnen-Salat nehmen Sie zunächst einen großen Topf, gießen Sie etwas Wasser mit einer Prise Salz hinein und bringen Sie es zum Kochen. In der Zwischenzeit die grünen Bohnen waschen und putzen. Sobald das Wasser kocht, die Bohnen in die Pfanne geben und 15 Minuten kochen lassen, abtropfen lassen und beiseite stellen, sobald sie fertig sind. In der Zwischenzeit den Oktopus waschen und putzen, in einer weiteren Pfanne in kochendem Wasser und Zitronensaft erneut 15 Minuten garen. Sobald die Zeit abgelaufen ist, lassen Sie den Oktopus abtropfen und schneiden Sie die größeren Exemplare in zwei Hälften. Sie können die Kleinen ganz lassen. Sobald Sie fertig sind, legen Sie sie beiseite. Nehmen Sie einen anderen Topf und

Einen Spritzer Essig, etwas Chili und die geschälte, aber noch ganze Knoblauchzehe dazugeben. Alles aufkochen und einige Minuten verdampfen lassen. Sobald dies erledigt ist, schalten Sie die Hitze aus und entfernen Sie den Knoblauch. Den Thunfisch in einer großen Schüssel abtropfen lassen und zum Oktopus und den grünen Bohnen geben. Würzen Sie alles mit einem Schuss Öl, frisch aromatisiertem Essig sowie Salz und Pfeffer nach Ihrem Geschmack. Alles vermischen und bis zum Servieren in den Kühlschrank stellen. Das Gericht ist sofort zum Genießen bereit, wenn es aus dem Kühlschrank kommt oder einige Minuten bei Zimmertemperatur stehen gelassen wird. Guten Appetit!

HÜHNCHEN IN SÜSS-SAUER-SAUCE

Schwierigkeit: einfach

Personen: 4

Zubereitung: 30 Min

Kochen: 30 Min

Zutaten:

400 g Hähnchenbrust

1 rote Paprika

3 Scheiben Ananas

2 Esslöffel natives Olivenöl extra

1 Esslöffel Tomatenmark

150 g Zucker

150 g Weißweinessig

250 g Wasser 150 g Mehl

Salz nach Geschmack. Öl zum Braten nach Geschmack

Vorbereitung

Rezept für süß-saures Hähnchen. Beginnen Sie mit der Zubereitung der süß-sauren Soße, indem Sie 50 ml Wasser und den Zucker in einen Topf geben und auflösen lassen. Zum Kochen bringen und den Essig und das Tomatenmark hinzufügen und so lange rühren, bis sich das Tomatenmark aufgelöst hat. Ausschalten und beiseite stellen. Schneiden Sie die Hähnchenbrust in etwa 1,5 cm große Stücke auf jeder Seite. Bereiten Sie einen Teig aus Wasser und Mehl vor, fügen Sie Salz hinzu, tauchen Sie die Hähnchenstücke nacheinander ein und lassen Sie den überschüssigen Teig abtropfen. In reichlich Samenöl knusprig frittieren, dann mit einem Schaumlöffel abtropfen lassen und auf saugfähigem Papier verteilen.

Erhitzen Sie das Öl in einem Wok und geben Sie die gewaschenen, gereinigten und in Würfel geschnittenen Paprikaschoten hinein, die ungefähr der Größe des Hähnchens entsprechen. Einige Minuten anbraten und dann die in gleichgroße Stücke geschnittene Ananas dazugeben. Dann das Hähnchen dazugeben und sobald die Masse erhitzt ist, die Süß-Sauer-Sauce dazugeben und alles einige Minuten anbraten. Heiß mit Reis als Beilage servieren. Guten Appetit!

THAI CHICKEN BITES MIT CURRY UND KOKOSNUSSMILCH

Schwierigkeit: einfach

Personen: 4

Zubereitung: 15 Min

Kochen: 25 Min

Zutaten:

400 g Hähnchenbrust

1 Dose Kokosmilch

Mehl nach Geschmack Salz nach Geschmack.

1 Knoblauchzehe

1 Finger Ingwer

2 Teelöffel Curry

1 Bund Petersilie

2 Esslöffel Samenöl

Vorbereitung

Bereiten Sie zunächst die Chicken Nuggets vor, indem Sie sie in Stücke schneiden. Tauchen Sie sie in das Mehl, entfernen Sie den Überschuss und stellen Sie sie beiseite. In einem Topf das Kernöl erhitzen und den zerdrückten Knoblauch, den geschälten und geriebenen Ingwer und das Curry mit einem geeigneten Utensil anbraten. Dann das Hähnchen dazugeben und bei mittlerer Hitze einige Minuten anbraten. Mit Kokosmilch bedecken und die nächsten 20 Minuten weiterkochen, dabei mit Salz abschmecken. Nach dem Garen mit einer Prise Petersilie garnieren und servieren. Guten Appetit!

OMELETTE MIT AGRETTI

Schwierigkeit: einfach

Personen: 4

Zubereitung: 25 Min

Kochen: 15 Min

Zutaten:

5 Eier

200 g Agretti

200 g frischer Ricotta

30 g geriebener Parmesan

extra natives Olivenöl nach Geschmack

Salz nach Geschmack. Pfeffer nach Geschmack.

Vorbereitung

des Agretti-Omelette-Rezepts Nehmen Sie die Agretti und entfernen Sie alle Wurzeln

und beschädigten Stiele. Agretti kalt waschen fließendes Wasser und kochen Sie sie dann 34 Minuten lang in leicht gesalzenem kochendem Wasser. Die Agretti abtropfen lassen und kurz beiseite stellen. In der Zwischenzeit die Eier in einer großen Schüssel schälen, mit einem Schneebesen schlagen und dann Ricotta und Parmesan dazugeben. Gut vermischen, dann Agretti, Pfeffer und Salz hinzufügen. Erhitzen Sie das Öl in einer beschichteten Pfanne und gießen Sie die Mischung hinein. Mit einem Deckel abdecken und etwa zehn Minuten lang bei schwacher Hitze garen. Wenn Sie das Omelett wenden müssen, bedienen Sie sich am Deckel. Wenn die Eier gar sind, das Omelett wenden und weitere 5 Minuten garen. Ihr Omelett mit Agretti und Ricotta ist fertig, genießen Sie Ihr Essen!

NEBENREZEPTE

SPINAT-ERDBEER-SALAT

Zubereitungszeit: 10 Minuten

Kochzeit: N/A

(Rezept ohne Kochen)

Dosis für 2 Personen

Zutaten

200 g frischer Spinat

150g Erdbeeren, in Scheiben geschnitten

30 g geröstete Walnüsse

50 g zerbröselter Ziegenkäse

2 Esslöffel Balsamico-Essig

2 Esslöffel natives Olivenöl extra

Salz und Pfeffer nach Geschmack

Vorbereitung

1. Zubereitung der Zutaten: Den Spinat waschen und trocknen. Die Erdbeeren waschen, den Stielansatz entfernen und in Scheiben schneiden. Die Walnüsse in einer ölfreien Pfanne leicht rösten, bis sie duften. 2. Den Salat zusammenstellen: Den frischen Spinat in eine große Schüssel geben. Die Erdbeerscheiben auf dem Spinat anrichten. Streuen Sie die gerösteten Walnüsse und den zerbröckelten Ziegenkäse über den Salat. 3. Bereiten Sie das Dressing vor: Mischen Sie in einer kleinen Schüssel den Balsamico-Essig und das Olivenöl. Mit Salz und Pfeffer abschmecken und gut vermischen. 4. Den Salat anrichten: Das Dressing kurz vor dem Servieren über den Salat gießen. Vorsichtig umrühren, um die Gewürze gleichmäßig zu verteilen. 5. Servieren: Den Salat auf zwei Teller verteilen und sofort servieren.

GEDÄMPFTER BROKKOLI MIT MANDELN

Zubereitungszeit: 10 Minuten

Kochzeit: 57 Minuten

Dosis für 2 Personen

Zutaten

300 g Brokkoli, in Röschen geschnitten

30 g geröstete Mandelblättchen

1 Esslöffel natives Olivenöl extra

Abgeriebene Schale von 1 Zitrone

Salz nach Geschmack

Nach Bedarf pfeffern

Vorbereitung

1Zubereitung der Zutaten: Den Brokkoli waschen und in Röschen schneiden. Die Mandeln in einer ölfreien Pfanne leicht rösten, bis sie duften und goldbraun sind. 2. Brokkoli kochen: Einen Topf mit Salzwasser zum Kochen bringen. Den Brokkoli in einen Dampfgareinsatz geben und über das kochende Wasser stellen. Mit einem Deckel abdecken und 57 Minuten dämpfen, bis der Brokkoli zart, aber noch knusprig ist. 3. Stellen Sie die Schüssel zusammen: Geben Sie den gekochten Brokkoli in eine große Schüssel. Mit Olivenöl beträufeln und vorsichtig umrühren, um eine gleichmäßige Schicht zu erzielen. 4. Gewürze und Mandeln hinzufügen: Die abgeriebene Zitronenschale hinzufügen und erneut vermischen. Die gerösteten Mandeln über den Brokkoli streuen. 5. Servieren: Mit Salz und Pfeffer abschmecken. Den Brokkoli auf zwei Teller verteilen und sofort servieren.

QUINOA MIT GEGRILLTEM GEMÜSE

Zubereitungszeit: 15 Minuten

Kochzeit: 20 Minuten

Dosis für 2 Personen

Zutaten

100 g Quinoa

1 rote Paprika, in Streifen geschnitten

1 Zucchini, in Scheiben geschnitten

1 kleine Aubergine, in Scheiben geschnitten

1 rote Zwiebel, in Scheiben geschnitten

2 Esslöffel natives Olivenöl extra

Saft von 1 Zitrone

Gehackte frische Petersilie nach Geschmack

Salz nach Geschmack Pfeffer nach Geschmack

Vorbereitung

1.Zubereitung der Quinoa: Spülen Sie die Quinoa unter fließendem kaltem Wasser ab. Quinoa und 200 ml Wasser in einen Topf geben. Zum Kochen bringen, dann die Hitze reduzieren und einen Deckel auflegen. Etwa 15 Minuten kochen lassen, bis die Quinoa das gesamte Wasser aufgesogen hat und die Körner weich sind. Vom Herd nehmen und abgedeckt 5 Minuten ruhen lassen, dann mit einer Gabel auflockern. 2. Zubereitung des Gemüses: Heizen Sie einen Grill oder eine Grillpfanne bei mittlerer bis hoher Hitze vor. In einer großen Schüssel die Paprikastreifen, Zucchinischeiben, Auberginenscheiben und Zwiebelscheiben mit 1 Esslöffel Olivenöl, Salz und Pfeffer vermengen. Grillen Sie das Gemüse etwa 57 Minuten pro Seite, bis es weich ist und Grillspuren aufweist. Vom Grill nehmen und etwas abkühlen lassen. 3. Das Gericht zusammenstellen: In einer großen Schüssel die gekochte Quinoa mit dem gegrillten Gemüse vermischen.

GEBRATENER SPARGEL MIT PARMESAN

Zubereitungszeit: 10 Minuten

Kochzeit: 15 Minuten

Dosis für 2 Personen

Zutaten

300 g frischer Spargel

2 Esslöffel natives Olivenöl extra

30 g geriebener Parmesan

Salz nach Geschmack

Nach Bedarf pfeffern

Saft von 1/2 Zitrone

Vorbereitung

1.Zubereitung des Spargels: Den Backofen auf 200°C vorheizen. Den Spargel waschen und die harten Enden abschneiden. 2. Spargel würzen: Den Spargel auf einem Backblech anrichten. Den Spargel mit Olivenöl, Salz und Pfeffer bestreuen. Vorsichtig umrühren, um sicherzustellen, dass der Spargel gleichmäßig mit dem Dressing bedeckt ist. 3. Garen im Ofen: Den Spargel im vorgeheizten Ofen 1215 Minuten lang rösten, bis er weich und leicht gebräunt ist. 4. Den Parmesan hinzufügen: Die Pfanne aus dem Ofen nehmen. Den heißen Spargel sofort mit dem geriebenen Parmesan bestreuen, sodass er leicht schmilzt. 5. Mit Zitrone würzen: Für einen Hauch von Säure frischen Zitronensaft über den Spargel streuen. 6. Servieren: Den Spargel auf einem Servierteller anrichten. Sofort servieren.

TOMATEN-GURKEN-SALAT

Zubereitungszeit: 15 Minuten

Kochzeit: N/A

(Rezept ohne Kochen)

Dosis für 2 Personen

Zutaten

2 mittelgroße Tomaten, gewürfelt

1 große Gurke, in Scheiben geschnitten

1/2 rote Zwiebel, fein geschnitten

10 schwarze Oliven, entkernt und halbiert

50 g zerbröselter Feta

1 Esslöffel natives Olivenöl extra

1 Esslöffel Rotweinessig

1/2 Teelöffel getrockneter Oregano

Salz nach Geschmack Pfeffer nach Geschmack

Vorbereitung

1.Zubereitung der Zutaten: Tomaten waschen und in Würfel schneiden. Gurke waschen und in Scheiben schneiden. Die rote Zwiebel fein schneiden. Die schwarzen Oliven entkernen und halbieren. Den Feta zerbröckeln. 2. Den Salat zusammenstellen: Tomaten, Gurken, rote Zwiebeln und schwarze Oliven in einer großen Schüssel vermengen. 3. Dressing vorbereiten: In einer kleinen Schüssel Olivenöl, Rotweinessig, Oregano, Salz und Pfeffer vermischen. 4. Den Salat anrichten: Das Dressing über die Zutaten in der Salatschüssel gießen. Vorsichtig umrühren, um sicherzustellen, dass das gesamte Gemüse gut gewürzt ist. 5. Den Feta hinzufügen: Den zerbröckelten Feta über den Salat streuen. 6. Servieren: Den Tomaten-Gurken-Salat auf zwei Teller verteilen und sofort servieren. Dieser Tomaten-Gurken-Salat ist eine frische und leckere Beilage, perfekt als Begleitung zu einem Sommeressen oder als leichte Vorspeise.

GERÖSTETE KAROTTEN MIT HONIG UND THYMIAN

Zubereitungszeit: 10 Minuten

Kochzeit: 25 Minuten

Dosis für 2 Personen

Zutaten

300 g Babykarotten

1 Esslöffel Honig

2 Esslöffel natives Olivenöl extra

1 Esslöffel frische Thymianblätter

Salz nach Geschmack

Nach Bedarf pfeffern

Vorbereitung

1. Zubereitung der Karotten: Den Backofen auf 200°C vorheizen. Die Babykarotten waschen und trocknen. Wenn die Karotten groß sind, schneiden Sie sie der Länge nach in zwei Hälften. 2. Karotten würzen: In einer großen Schüssel die Karotten mit Olivenöl, Honig, Thymian, Salz und Pfeffer vermischen. Gut vermischen, um sicherzustellen, dass die Karotten gleichmäßig bedeckt sind. 3. Rösten Sie die Karotten: Ordnen Sie die Karotten in einer einzigen Schicht auf einem Backblech an. Im vorgeheizten Ofen 25 Minuten rösten, dabei nach der Hälfte der Zeit umrühren, bis die Karotten weich und leicht karamellisiert sind. 4. Servieren: Die gerösteten Karotten auf eine Servierplatte geben. Sofort servieren. Diese Beilage aus gerösteten Karotten mit Honig und Thymian ist süß und aromatisch, perfekt als Beilage zu Fleisch- oder Fischgerichten und verleiht Ihrer Mahlzeit einen Hauch von Eleganz und Geschmack.

GEBACKENER BLUMENKOHL MIT KURKUMA UND KREUZKÜMMEL

Zubereitungszeit: 10 Minuten

Kochzeit: 25 Minuten

Dosis für 2 Personen

Zutaten

1 kleiner Blumenkohl, in Röschen geschnitten

2 Esslöffel natives Olivenöl extra

1 Teelöffel Kurkumapulver

1 Teelöffel Kreuzkümmelpulver

Salz nach Geschmack

Nach Bedarf pfeffern

Gehackte frische Petersilie zum Garnieren

Vorbereitung

1. Zubereitung des Blumenkohls: Den Backofen auf 200°C vorheizen. Den Blumenkohl waschen und in Röschen schneiden. 2. Blumenkohl würzen: In einer großen Schüssel die Blumenkohlröschen mit Olivenöl, Kurkuma, Kreuzkümmel, Salz und Pfeffer vermengen. Gut vermischen, um sicherzustellen, dass die Röschen gleichmäßig mit Gewürzen bedeckt sind. 3. Blumenkohl rösten: Die Blumenkohlröschen in einer einzigen Schicht auf einem Backblech anordnen. Im vorgeheizten Ofen 25 Minuten rösten, dabei nach der Hälfte der Zeit umrühren, bis der Blumenkohl zart und goldbraun ist. 4. Garnieren und servieren: Den gerösteten Blumenkohl auf einen Servierteller geben. Mit gehackter frischer Petersilie garnieren. Sofort servieren. Diese Beilage aus gebackenem Blumenkohl mit Kurkuma und Kreuzkümmel ist aromatisch und nährstoffreich und perfekt, um Ihrer Mahlzeit eine würzige und farbenfrohe Note zu verleihen.

DINKELSALAT MIT GEMÜSE

Zubereitungszeit: 15 Minuten

Kochzeit: 20 Minuten

Dosis für 2 Personen

Zutaten

100 g Dinkel

150 g Kirschtomaten, halbiert

1 mittelgroße Zucchini, gewürfelt

1 Frühlingszwiebel, fein geschnitten

2 Esslöffel gehacktes frisches Basilikum

2 Esslöffel Balsamico-Essig

2 Esslöffel natives Olivenöl extra

Salz nach Geschmack Pfeffer nach Geschmack

Vorbereitung

1. Zubereitung des Dinkels: Spülen Sie den Dinkel unter fließendem kaltem Wasser ab.

In einem Topf reichlich Salzwasser zum Kochen bringen. Den Dinkel dazugeben und etwa 20 Minuten kochen lassen, bis er weich, aber noch al dente ist. Den Dinkel abtropfen lassen und abkühlen lassen. 2. Zubereitung des Gemüses: Kirschtomaten waschen und halbieren. Zucchini waschen und in Würfel schneiden. Die Frühlingszwiebel fein schneiden. Das frische Basilikum hacken. 3. Den Salat zusammenstellen: In einer großen Schüssel den abgekühlten Dinkel, Kirschtomaten, Zucchini, Frühlingszwiebeln und gehacktes Basilikum vermengen. 4. Bereiten Sie das Dressing vor: Mischen Sie in einer kleinen Schüssel den Balsamico-Essig und das Olivenöl. Mit Salz und Pfeffer abschmecken und gut vermischen. 5. Dressing für den Salat: Das Dressing über den Dinkel-Gemüse-Salat gießen. Vorsichtig umrühren, um sicherzustellen, dass alle Zutaten gut gewürzt sind. 6. Servieren: Den Dinkelsalat mit Sommergemüse auf zwei Teller verteilen und sofort servieren.

PAPRIKA GEFÜLLTE MIT COUSCOUS

Zubereitungszeit: 20 Minuten

Kochzeit: 30 Minuten

Dosis für 2 Personen

Zutaten

2 rote oder gelbe Paprika, ganz

100 g Couscous

150 ml Wasser

1 Esslöffel natives Olivenöl extra

50 g getrocknete Tomaten, gehackt

2 Esslöffel geröstete Pinienkerne

2 Esslöffel gehackte frische Petersilie

2 Esslöffel gehackte frische Minze

Saft von 1/2 Zitrone

Salz nach Geschmack Pfeffer nach
Geschmack

Vorbereitung

1. Zubereitung der Paprika: Den Backofen auf 200°C vorheizen. Schneiden Sie die Oberseite der Paprika ab und entfernen Sie die Kerne und inneren Membranen. Fetten Sie die Paprika leicht mit etwas Olivenöl ein und legen Sie sie auf ein Backblech. 2. Zubereitung des Couscous: Das Wasser mit einer Prise Salz zum Kochen bringen. Den Couscous in eine große Schüssel geben, das kochende Wasser hinzufügen und mit einem Teller abdecken. Etwa 5 Minuten ruhen lassen, dann den Couscous mit einer Gabel auflockern. 3. Zubereitung der Füllung: In einer Pfanne 1 Esslöffel Olivenöl erhitzen und die gehackten getrockneten Tomaten hinzufügen. Die Pinienkerne in einer trockenen Pfanne leicht goldbraun rösten.

Getrocknete Tomaten, Pinienkerne,
Petersilie und Minze zum Couscous geben.
Mit Zitronensaft, Salz und Pfeffer würzen.
Gut vermischen, um alle Zutaten zu
vereinen. 4. Füllen Sie die Paprika: Füllen
Sie jede Paprika mit der Couscous-Mischung
und drücken Sie leicht darauf, um so viel
Füllung wie möglich zu erhalten. Auf jede
gefüllte Paprika die „Hüte" der zuvor
geschnittenen Paprika legen. 5. Backen im
Ofen: Die Form mit Alufolie abdecken und
im vorgeheizten Ofen 20 Minuten backen.
Entfernen Sie die Folie und kochen Sie sie
weitere 10 Minuten lang, bis die
Paprikaschoten zart und leicht gebräunt
sind. 6. Servieren: Die Paprika aus dem Ofen
nehmen und einige Minuten ruhen lassen.
Sofort servieren.

GEGRILLTE MARINIERTE ZUCCHINI

Zubereitungszeit: 15 Minuten

(plus 30 Minuten Marinieren)

Kochzeit: 10 Minuten

Dosis für 2 Personen

Zutaten

2 mittelgroße Zucchini, der Länge nach aufgeschnitten

2 Esslöffel natives Olivenöl extra

1 Esslöffel Balsamico-Essig

1 Knoblauchzehe, fein gehackt

1 Teelöffel getrockneter Oregano

1 Teelöffel getrockneter Thymian

Salz nach Geschmack Pfeffer nach Geschmack

Gehackte frische Petersilie zum Garnieren

Vorbereitung

1. Bereiten Sie die Marinade vor: In einer großen Schüssel Olivenöl, Balsamico-Essig, gehackten Knoblauch, Oregano, Thymian, Salz und Pfeffer vermischen. 2. Zucchini marinieren: Die Zucchinischeiben mit der Marinade in die Schüssel geben. Gut vermischen, um sicherzustellen, dass alle Scheiben gleichmäßig bedeckt sind. Die Schüssel abdecken und mindestens 30 Minuten im Kühlschrank marinieren lassen. 3. Bereiten Sie den Grill vor: Heizen Sie den Grill oder die Grillpfanne bei mittlerer bis hoher Hitze vor. 4. Zucchini grillen: Die Zucchinischeiben aus der Marinade nehmen und den Überschuss abtropfen lassen. Die Zucchinischeiben auf dem vorgeheizten Grill anrichten. Pro Seite etwa 45 Minuten grillen, bis die Zucchini zart ist und Grillspuren aufweist. 5. Servieren: Die gegrillten Zucchini auf eine Servierplatte geben. Mit gehackter frischer Petersilie garnieren.

ABSCHLUSS

Fazit: Vielen Dank, dass Sie sich mit „Sonoma Diet 2025" auf diese Reise begeben haben. Ich hoffe, dass Sie auf den Seiten dieses Buches Inspiration für einen gesünderen und ausgewogeneren Lebensstil gefunden haben. Die Sonoma-Diät ist nicht nur ein Ernährungsplan, sondern eine Lebensweise, die köstliches, nahrhaftes Essen, Wohlbefinden und Achtsamkeit zelebriert. Die Einführung der Sonoma-Diät bedeutet, die Qualität und Vielfalt vollwertiger Lebensmittel zu genießen, die authentischen Aromen der mediterranen Küche zu genießen und jede Mahlzeit als einen Moment des Vergnügens und der Selbstfürsorge zu betrachten. Egal, ob Sie gerade erst mit Ihrer Reise beginnen oder versuchen, ein gesundes Gewicht zu halten, denken Sie daran, dass jede kleine Entscheidung einen großen Unterschied für Ihre Gesundheit und Ihr Glück machen kann.

Ihr Feedback zählt. Wenn Ihnen das Buch gefallen hat und Sie die Sonoma-Diät für Ihren Lebensstil nützlich fanden, lade ich Sie herzlich ein, eine Rezension zu hinterlassen. Ihr Feedback ist wertvoll und kann anderen Menschen helfen, diesen Ernährungsansatz zu entdecken und davon zu profitieren. Nochmals vielen Dank für Ihr Vertrauen und eine gute Reise in ein gesünderes und glücklicheres Leben!

[KLARLOCK]